Hayykitap - 957
Hayat Güzeldir - 103

Karatay Sözü
Prof. Dr. Canan Efendigil Karatay

Hayykitap Genel Yayın Yönetmeni: Rauf Baysal
Sağlık Yayın Yönetmeni: Nihal Doğan
Kapak Fotoğrafı: Engin Uzun
Kapak Tasarımı: Mükremin Seçim
Sayfa Tasarımı: Turgut Kasay

ISBN: 978-625-7479-67-7
1. Baskı: İstanbul, Mart 2022
9. Baskı: İstanbul, Temmuz 2024

Baskı: Yıkılmazlar Basım Yay.
Prom. ve Kağıt San. Tic. Ltd. Şti.
15 Temmuz Mah. Gülbahar Cad. No: 62/B
Güneşli - İstanbul
Sertifika No: 45464
Tel: 0212 630 64 73

Hayykitap
Anadolu Hisarı Mah. Sine Sk. No:45/1
Beykoz 34810 İstanbul

Tel: 0212 352 00 50 Faks: 0212 352 00 51
info@hayykitap.com
www.hayykitap.com
facebook.com/hayykitap
twitter.com/hayykitap
instagram.com/hayykitap
Sertifika No: 12408

Karatay Sözü

Prof. Dr. Canan Efendigil Karatay

Prof. Dr. Canan Efendigil Karatay

1943 yılında Elazığ'da doğdu. 1961 yılında Üsküdar Amerikan Kız Lisesi'nden, 1967 yılında da İstanbul Üniversitesi Tıp Fakültesi'nden mezun oldu.

1972 yılında İstanbul Üniversitesi Tedavi Kliniği'nde İç Hastalıkları Uzmanlık Eğitimi'ni tamamladıktan sonra, İngiliz hükümeti bursu ile Liverpool Regional Cardiac Center'da Kardiyoloji alanında uzmanlık eğitimine başladı.

1974-1976 yılları arasında İstanbul Üniversitesi Tedavi Kliniği'nde baş asistan olarak çalıştı. Bu sırada Türkiye'de bir kardiyolog olarak (cerrahi yardım almaksızın) bir ilki gerçekleştirdi. Kalıcı ve geçici kalp pili implantasyonu tekniğini başarıyla uyguladı. Koroner Yoğun Bakım'da 'Vena Subklavya Ponksiyon' tekniğini yerleştirdi.

1976-1978 yılları arasında, Güney Afrika Cape Town Üniversitesi Groote Schuur Hastanesi'nde, dünyada ilk kez kalp nakli ameliyatını gerçekleştirmiş olan Christiaan Barnard'ın ekibinde çalışarak, Doçentlik Tezi'ni kalp nakli yapılmış olan hastalar üzerinde gerçekleştirdi ve 1979 yılında doçent oldu.

İstanbul Üniversitesi Kardiyoloji Enstitüsü'nde, Cape Town'da eğitimini görmüş olduğu (şu anda ülkemizde yaygın bir şekilde uygulanmakta olan) 'femoral arter' yolu kullanılarak yapılan koroner anjiyografi tekniğini (Judgkin tekniği) yine ilk kez ülkemizde uyguladı ve bu uygulamayı ülkemize yerleştirdi.

1987-1995 yılları arasında Stat Üniverste of New York Health Science'ta kalp hastalıkları alanında araştırmalar yaptı.

1986 yılında Kalp Hastalıkları Uzmanı, 1998 yılında Profesör, 2002 yılında da 'European Cardiologist' (Avrupa Kalp Hastalıkları Uzmanı) oldu.

1995-1997 yılları arasında Gaziantep ve İstanbul'daki birçok özel hastanede, 'koroner yoğun bakım' ve 'koroner anjiyografi laboratuvarları'nı kurdu.

1997-2002 yılları arasında Yeditepe Üniversitesi Tıp Fakültesi, 2002-2006 yılları arasında da Kadir Has Üniversitesi Tıp Fakültesi'nde öğretim üyesi olarak görev yaptı.

2006-2010 yılları arasında Türkiye'deki ilk sağlık üniversitesi olan İstanbul Bilim Üniversitesi'nde Kurucu Rektör olarak görev yaptı.

2012 yılından itibaren Kadıköy Florence Nightingale Hastanesi'nde İç Hastalıkları ve Kardiyoloji Profesörü olarak çalışmaktadır.

'Kolesterole Kuşkuyla Bakanların Uluslararası Ağı' (The International Network Of Cholesterol Skeptics - THINCS) ve 'Uluslararası D Vitamini Konseyi' üyesidir. Bu oluşumlardaki diğer üyeler ile sürekli bilgi alışverişinde bulunmakta ve tartışmalara aktif olarak katılmaktadır.

Profesör Karatay'ın *British Heart Journal, Cardiovascular Research, American Journal of Emergency Medicine, Europace, British Journal of Nutrition* ve *Türk Kardiyoloji Derneği Arşivi* gibi yerli ve yabancı birçok bilimsel dergide çalışmaları yayınlanmıştır.

M. Canan Efendigil Karatay, Ali Başak Karatay ile evlidir ve çiftin Mehmet Rahmi Karatay adında bir oğulları vardır.

Hayykitap'tan yayımlanan kitapları:
Karatay Sözü, Mart 2022
Gerçek Tıbbın 10 Şifresi, Şubat 2018
Anne Adayları ve Hamileler İçin Karatay Diyeti, Nisan 2015
Karatay Diyeti'yle Beslenme Tuzaklarından Kurtuluş Rehberi, Ekim 2013
Karatay Diyeti'yle Obezite ve Diyabete Çözüm Var, Şubat 2013
Karatay Mutfağı (ortak yazarlı), Mayıs 2012
Karatay Diyeti'yle Yaşam Boyu Sağlık, Kasım 2011
Karatay Diyeti, Nisan 2011

İÇİNDEKİLER

Karatay Sözü

1961 yılında İstanbul Üniversitesi Tıp Fakültesi'nde "kutsal" sayılan hekimlik eğitimime başladım. Rahmetli hocalarımızın birçoğu Avrupa tıp eğitimi temelinden yetişmişti. Hatta Almanya'dan göç etmiş Alman hocalarımız dahi vardı. Tercüman kullanarak veya İngilizce, Almanca ders dinler, her bir sözü kaçırmamak için ciddiyetle notlar alırdık...

Demek istiyorum ki, bizler o tarihlerde İbn-i Sina'nın öğretisi olan tıp bilimini uygulayan, uluslararası eğitimi olan değerli hocalardan feyz aldık. Usta-çırak ilişkisiyle yetiştik yani. Modern tıp bilgileri o zamanlar Avrupa, Almanya, Viyana tıp eğitimi olarak anlatılırdı. Bizler çoktan seçmeli imtihan görmedik, çoktan seçmeli imtihanlara girip ezberci olmadık. Demem odur ki, bizim jenerasyon "kadim tıp eğitimi" alarak hekim diplomasına kavuşmuştur ve Hipokrat yeminini öyle yapmıştır.

Hastayı muayene ederken, teşhis koyup tedavi ederken önceliğimiz her daim "Primum non nocere", yani "Önce zarar verme" anlayışı olmuştur ve halen de öyle devam etmektedir.

Eski çağlardan beri saygın ve özgün bilim insanları felsefe, astronomi, matematik, tıp gibi alanlarda yazdıkları eserlerle bugüne de ışık tutmaktadırlar. İstanköy doğumlu Hipokrat (MÖ 460-370), hekimlerin babasıdır. Bergama doğumlu Galen (MS 129-216), Roma imparatorlarının hekimidir. Özbekistan doğumlu İbn-i Sina (980-1037), modern Ortaçağ biliminin kurucusu, hekimlerin piri, filozofların üstadı, meşhur dâhidir; Avrupa'da da Avicenna olarak bilinir.

İbn-i Sina'nın eserlerinin en ünlüleri felsefe ve fen konularını içeren çok geniş bir çalışma olan *Kitabü'ş-Şifa* (İyileşme Kitabı) ile *El-Kanun fi't-Tib* (Tıbbın Kanunu) adlı kitaplarıdır. Bu iki eser Ortaçağ üniversitelerinde okutulmuştur. Tıp alanında temel kaynak eser olan beş ciltlik *El-Kanun fi't-Tib* (Tıbbın Kanunu) adlı kitabı 12. yüzyılın başında Latinceye çevrilmiş ve o tarihten itibaren 17. yüzyılın sonuna kadar, asırlar boyunca Avrupa tıp fakültelerinde, Avrupa tıbbının temel kitabı olmuştur.

Aldığımız gerçek tıp eğitiminin merkezinde, ilk çağlardan beri süregelen görüş hâkimdi. Eğitimimizin merkezinde gerçek insan vardı, insan! İlaç reçete etmek en son basamak olurdu. Sağlıklı ya da sağlıksız olsun, canlı olan her insanla bütünüyle, tüm bedeniyle ilgilenmemiz, "kadim" uygulama ve öğretiydi.

Şimdiki zamanlarda, özellikle 1980 yılından sonra "modern tıp" adıyla uygulanmakta olan "hastalık" odaklı yaklaşım üzerine değildi bizim eğitimimiz. Ezberci olarak, çoktan seçmeli imtihanları geçerek hekimlik diploması almadık. Modern tıp denilen, ilaç firmalarının hazırladığı ders ve imtihan programlarını başarıyla tamamlayarak hastaları reçetelerle bunaltan hekim olmadık. Hastalık ezberleyip, hastalık belirtilerini bastırmaya çalışmıyorduk. Belirtileri sumen altı edip kısa bir süre için rahatlamak amacıyla hastalara durmadan ilaç reçete etmiyorduk.

Bizler, insan olarak hastaya odaklanıyorduk. Akut durumlarda kısa süre için gerekli olan ilaçları reçete ediyor, eczacılara potasyum iyodürlü öksürük şuruplarını her hastaya özel olarak hangi oranda hazırlayacaklarını reçete ile bildiriyorduk.

İnsan olan hastayı bir bütün olarak görmeyi öğreniyorduk ve de öğrendik. İbn-i Sina'nın da açıkladığı gibi, insan tüm fizik ve ruh varlığıyla, yaşadığı çevresiyle, yaşamakta olduğu alışkanlıkları ve birlikte yaşadığı aile fertleriyle ele alınmalıydı.

İnsanın kalbine ayrı, akciğerlerine ayrı, karaciğerine pankreasına ayrı, midesine bağırsağına ayrı, böbreğine üreme sistemine ayrı, tiroidine ayrı bakılmıyordu. İnsanı parçalara ayırırcasına ayrı ayrı uzmanlara yönlendirmiyorduk, ayrı ayrı değerlendirmiyorduk.

Her insanda bir tek kan dolaşımı olduğunu ve her organı, her hücreyi aynı temiz kanın beslediğini ve temizlediğini biliyorduk. Aynı zamanda yeryüzünde ne kadar insan varsa o kadar da parmak izi olduğunu öğrenmiştik. Yani her bir insan kendine hastı, her bir insan kendine özeldi, hiçbir hasta başkasına benzeyemezdi. Her hasta, her vaka kendine has bir öğretmendi bizler için. Hasta şikâyetlerinden ve hastaların hikâyelerinden ders alıyor, öğreniyor ve de deneyimlerimizi artırmaya çalışıyorduk. Hastalarımızı canla başla dinliyorduk, ne öğrenebiliriz, nasıl faydalı oluruz diye...

Bu nedenle, İbn-i Sina'dan esinlenen büyük düşünür Voltaire de 17. yüzyılda *"Tıp bir sanattır, insanı oyalar, bu süre içinde hasta iyileşir..."* demiştir.

Tabii ki tıp bir sanattır. Tıp öyle bir sanattır ki, objesinde canlı insan bulunan "kutsal" bir sanattır.

Patoloji biliminin babası sayılan ve kurucusu olan bilim adamı İngiliz Sir William Osler, bütün tıp öğrencilerinin öğrenmek, bilmek zorunda olduğu Osler nodüllerini tanımlayan bilim adamıdır. Her hastanın bir "öğretmen" olduğunu bizlere o öğretmiştir.

Her sanatta olduğu gibi tıp sanatında da uygulama sırasında acemilik dönemleri, çıraklık dönemleri ve ustalık dönemleri bulunur. Bu bağlamda sanatın uygulanma süresi, tecrübe ve deneyim kazanma birdenbire oluşmaz.

Ezbere dayalı, çoktan seçmeli imtihanları kazanarak tıp diploması almak yeterli değildir! Yavaş yavaş, çeşitli deneylerin, zorlukların, uygulamaların yaşama geçmesi, yaşanmış olması gerekmektedir.

Bu bağlamda, kayınpederim rahmetli Namdar Rahmi Karatay'ın şiirinin dizeleri bir ders niteliğindedir:
*"Hasan'ın böreğine vaktinde yetişmeli,
Hiç durmadan gövdeye atıştırıp şişmeli,
Yanmadan kavrulmadan mükemmelen pişmeli,
Yoksa seni almazlar hiçbir yere çiğ diye,
Geçti Bor'un pazarı sür eşşeği Niğde'ye..."*

İşte, gerçek bir hekim de "insan odaklı" olarak olgunlaşma sürecini ta-mamlayan, çiğliğinden arınmış bir kişi olmalıdır. Her sanatta olduğu gibi tıp biliminde de eğer olgunlaşma süreci içindeyse, ancak sürekli okuyan, araştıran ve sorgulayan bir kişi gerçek bir hekim olabilir.

Bu bağlamda, modern tıp uygulamaları adı altında, ilaç ve aşı firmalarının hazırladığı kılavuzlarla, uzaktan kumanda ile, yani hastaya göre değil de hastalığı öne çıkaran uygulamalarla, yalnız hastalık teşhis ve tedavi amacı güden protokollerin uygulanmasıyla bir hastayı sağlığına kavuşturmaya çalışmanın "hekimlik sanatı" ile bir ilişkisi bulunmamaktadır.

İsmini cismini duymadığımız birçok yeni hastalık uydurulması yoluna gidilmiştir, ortaya çıkan bu hastalıkların nasıl baskı altına alınacağı ise yabancı ülkelerde hazırlanmış kılavuzlarla ve çeşitli protokollerle yönetilmekte ve yönlendirilmektedir. Örnek verecek olursak, menopoz fizyolojik bir süreçtir, hastalık falan değildir. Kadın vücudunun, organizmasının, her bir hücresinin, ileri yaşlarda fonksiyonlarının yavaşlamasının bir belirtisidir. Peki menopoz dönemindeki kadınlara yönelik "cinsel hormonal tedavi", yani sentetik hormon tedavisi neden uygulanmaktadır? Andropoza giren erkeklere neden ileri yaşlarda rutin bir şekilde cinsel hormonlar verilmez? Ateroskleroz da fizyopatolojik bir süreçtir, kolesterol ise hastalık bile değildir, gebelik de doğal olan fizyolojik bir süreçtir... Bu fizyolojik durumların birer hastalık olarak ilan edilmesinin, hastalık algısı yaratılmasının kimlere faydası olmaktadır? Bu konuyu irdelememiz gerekmektedir.

Aslında daha önceki kitaplarımda da açıklamış olduğum gibi, sağlık sorunlarının büyük bir çoğunluğu "genetik" değil, "epigenetiktir". Bir örnek verecek olursak, yetişkin tip diyabet dediğimiz tip-2 şeker hastalığı neden ileri yaş hastalığı oluyor? Zararlı şekilde beslenme ve yaşam biçimi kaynaklı "epigenetik" bir hastalık olduğu için.

Yeryüzünde 8 milyara yakın insan yaşamaktadır. Sekiz milyar insanın hepsine birden 12 beden tişört giydirmemiz mümkün olabilir mi? İmkânsızdır değil mi? Peki, 8 milyar insanın kan basıncının 120/80 mmHg olmasına imkân var mı? Ya da iyi kolesterol, kötü kolesterol diye uydurulan "antibilimsel" yanıltmalarda olduğu gibi, her insanın kanında kötü kolesterol diye tanımlanan 130 mg/dl altında olmalıdır denilen dayatma nereden kaynaklanmaktadır? Hasta mı tedavi edilecek yoksa önerilen rakamlar mı tedavi edilecek? Rakamları 8 milyar insanda tek düze düzeylere indirmek için mi hekimlik yapılıyor?

İlaç ve aşı üreten büyük küresel firmalar ya da herhangi bir ticaret kurumu, insanların tamamen iyileşmesini ister mi? Cevabı siz verin!

Acı ve gerçek olan ve son zamanlarda "modern tıp" kandırmacasıyla uygulanan gerçek ve büyüyen bir "pazar" bu. Herhangi bir tüccar, pazar kaybetmek isteyebilir mi? Bunun cevabını da siz verin!

Sureti haktan görünerek korku terörü ve panik yaymak kimin çıkarına hizmet eder? Şirket kârına mı? Halk sağlığına mı? Cevabı siz verin!

Modern tıp "sanat" değildir! Modern tıp, adı duyulmamış hastalıklar uydurarak pazar arama ve elde bulunan pazarları daha da genişletme sanatı olarak tanımlanabilir!

1831-1890 yıllarında yaşamış ve ABD ordularına karşı amansız bir şekilde savaşmış son Kızılderili kabile şefinin ABD hakkındaki sözlerini ibretlik olarak aşağıda vermek istiyorum:

"Sahip olma isteği onlarda bir hastalık olmuş. Bu insanlar, zenginlerin bozabileceği ama yoksulların bozamayacağı birçok kural koymuşlar. Yönetici olan zenginleri güçlendirmek için yoksullarla güçsüzlerden vergiler alıyorlar. Bizim annemizin toprağının kendilerinin olduğunu söylüyor, komşularını çitler yaparak kendilerinden uzaklaştırıyorlar; toprağı binalarıyla ve öteki süprüntüleriyle çirkinleştiriyorlar. Bu millet, baharda yatağından taşarak yoluna çıkan her şeyi yok eden bir ırmağa benziyor..."

Süper besin zeytinyağının, süper besin tereyağının ve doğal kırmızı etin, süper besin bir bütün yumurtanın da senelerce *"sağlığa zararlıdır"* denilerek yasaklanması, Kızılderili şefin açıkladığı nedenlerin sonucudur. Tabii ki 1928 yılında kurulmuş ve uzun yıllar yerli ve milli aşılarımızı üretmiş olan Refik Saydam Hıfzıssıhha Enstitüsü'nün kapatılması da...

Birkaç ay önce 2022 yılına girdik. 1943 doğumlu olduğum için bu sene 80 yaşıma giriyorum. 1967 yılında İstanbul Tıp Fakültesi'nden mezun oldum. 6 yıl tıp eğitimini de sayarsak, 79 yıllık ömrümün yarım asırdan fazlası

olan 61 yılını "sağlık" ve "kutsal" sayılan "hekimlik" mesleğini icra ile geçir-
miş bulunuyorum. Halen de hamdolsun bizzat hekimlik yapmaya devam
ediyorum ve sağlığım elverdiği sürece tabii ki devam edeceğim...

Bir Anadolu kadını olarak, güzel Anadolu'muzun dağlarında, taşların-
da, şehirlerinde karşılık beklemeden birçok hasta gördüm, tedavi ettim.
Ayrıca eğitimimi, görgü ve bilgimi geliştirmek amacıyla dünyada bulu-
nan en ünlü tıp merkezlerinde 17 yıl çalıştım ve dört ayrı kıtada hekimlik
yaptım. Yurt içi ve yurt dışı olarak binlerce hekim, iç hastalıkları uzmanı,
kalp hastalıkları uzmanı ve her türlü sağlık personeli eğittim ve yetiştir-
dim. Hastane kuruluşlarında çalıştım ve görev yaptım, personel eğitimi
yaptım. Vatanıma yararlı bir hekim olmak amacıyla nasıl çalıştığımı ve ne
gibi yenilikleri Türkiye'de ilk kez uyguladığımı öğrenmek isteyenler uzun
özgeçmişime bakabilirler.

1976-1978 yıllarında Güney Afrika Cumhuriyeti'nde, Cape Town
Üniversitesi Tıp Fakültesi Hastanesi'nde dünyada ilk kalp nakli ameliya-
tını gerçekleştiren ünlü kalp cerrahı Christiaan Barnard'ın ekibinde kar-
diyoloji eğitimi aldım ve görev yaptım. Barnard, yaşı ilerleyince "roma-
toid artrit" hastalığına yakalandı ve kalp ameliyatlarını yapamaz oldu. Bu
nedenle evine kapandı, kendini okumaya, yazmaya adadı ve ilk olarak,
Heart Doctor's Heart Book adlı kitabını yayınladı. Kitabın önsözünde de
*"Bunları daha önce bilmiş olsaydım, 10 yerine 100 hastayı kurtarmış olur-
dum"* diye yazmıştı. 1977 yılında okumuş olduğum bu kitap, o yıllarda
genç bir hekim olarak ufkumu açtı diyebilirim: *"Gençliğinin kıymetini bil,
sıhhatli ve sağlıklı yaşa, hastalanma!"* Bu kitap daha sonraları yeni baskı-
larıyla, *50 Ways to a Healthy Heart* adı ile yayınlanmıştır.

2019-2022 yılları arasında tüm dünyada yaşanan ağır viral grip salgını
sırasında sıhhatli olmanın ve "bağışıklık zırhı sağlam" bir vücuda sahip
olmanın hayati önemini yaşayarak gördük, öğrendik. Küresel olarak uy-
gulanan korku imparatorluğunu, aklın almadığı baskıları ve kısıtlamaları,
pompalanmakta olan panik ortamını 79 yıllık ömrümde görmedim, bil-
medim, yaşamadım! Hele ki dünya genelinde hayvan deneyleri atlanarak
yapılan böylesine geniş kapsamlı tıbbi insan deneyini tarihte de okuma-
dım, duymadım! Atalarımızın dediği gibi, *"Yaşa yaşa gör temaşa!"*

Sağlık alanında gerçeklerin insanlardan bu kadar gizlendiği, saklandığı, doğruların konuşulmasının engellendiği bir dünyada yaşamak, geçmişte öğrendiklerimi, yaşadıklarımı hatırladıkça içimi çok acıtıyor, yüreğim çok sızlıyor. İnsanlarımızın tarafsız ve doğru bilgi alması, öğrenmesi neden engelleniyor?

Kış aylarında, asırladır süregeldiği şekilde, iki-üç senede bir grip virüslerine bağlı ağır hastalanmalar, ölümler doğal olarak görülür. İki sene sonunda grip virüsleri mutasyona uğrayarak hastalık yapma gücünü kaybeder, endemik olarak aramızda kalır ve yaşamına devam eder. Grip virüsleri tamamen ölmez, yok olmaz ve de bitmez.

Grip salgını biter ama insanların grip virüsü tamamen bitecek, yok olacak diye beklentiye sokularak kandırılmasını kabul edemiyorum.

İki seneden beri, SARS-CoV-2 virüsünün neden olduğu grip nedeniyle kaybettiğimiz insanlar oldu. Allah tüm ölmüşlerimize rahmet eylesin... Geride kalanlara sabırlar versin... Ancak şunun altını çizmek istiyorum ki, grip ve zatürre sebebi ile zaten yıllardır ölümler oluyordu ama böyle korku pompalı haberleri olmuyordu.

Şunu da vurgulamak istiyorum ki, medyanın ve sistemin haberlerde ve yoğun bakım görsellerinde toplumu sürekli korkuttukları gibi, korku filmlerinde olduğu gibi, propagandavari yayınlarda açıklanmakta olan SARS-CoV-2 pozitif olmak demek = ölüm fermanı demek değildir!

Pompalanan haberler ve görsellerle halkın korkulu rüyası haline geldiği şekilde, pozitif olan kişilerin sonu entübasyon, yoğun bakım ya da ölüm değildir!

Grip virüslerinin asırlardan beri neden olduğu solunum yolu hastalarını, virüslerin neden olduğu pnömoni hastalarını tedavi eden bir hekim olarak konuşuyorum. Kaybettiklerimiz olmadı mı? Birçok hastalığı bir arada bulunan, bu nedenle birçok sentetik ilacı bir arada kullanmakta olan hastalarımızdan kaybettiklerimiz oldu. Grip hastalıklarını çok ağır geçirenler oldu. Ama kimseyi ölümle korkutmak aklımızın köşesinden geçmezdi.

2020-2022 yılları içinde medikal bürokratlar, halk sağlığı uzmanları, politikacılar, medikal dernekler, neredeyse yazılı ve görsel bütün medya ve "Billy The Kid" maalesef halkımızda panik yaratmaktan öte bir iş yapamadı. Peki bu insanlar hiç yeni bir virüs salgını sırasında ağır grip geçiren bir hastayı ya da bir SARS-CoV-2 hastasını tedavi ettiler mi?

Ne acıdır ki, dünyanın bir noktasında birileri, hayatta hiç karşılaşmadıkları bir hastalık hakkında rahatlıkla protokoller çıkarıp, uygulama amacıyla dünyanın her ülkesindeki hastanelere yolladılar. Ve her hastaya sorgusuz sualsiz aynı dozda ilacı verip o protokolleri uyguladılar. Hangi bilgi, hangi görgü ve deneyimlere dayanarak tedavi protokolü hazırladılar ve uygulanmasını zorunlu kıldılar? Hastanın başka bir kronik hastalığı ve uzun süredir kullandığı ilaç var mı? Hastanın kullandığı ilaç ya da hastalıkla protokolde zorunlu kılınan ilaç arasında uyumsuzluk olup olmadığı sorgulandı mı? Gribal enfeksiyonların tedavisinde senelerce denenmiş ve olumlu sonuçlar alınmış uygulamalar neden görmezden gelindi, uygulanmaları neden yasaklandı? Cevap bulunamayan o kadar çok soru var ki...

Sadece SARS-CoV-2 test sonucuna bakıp, pozitif sonuç verdiğinde hangi bilimsel çalışmaya dayanarak, hangi hakla evlerin kapı önlerine ne olduğu bilinmeyen 8+8 ilaçları protokol diye bırakabildiler? Sonra, içtiniz mi diye arayıp sordular. İçilmezse iyileşilemeyecekmiş algısına sebep oldular. Milyonlarca insan o kadar ilacı zorlanarak içtikten sonra da, "etkisizmiş" deyip protokolden çıkardılar... Boşuna mı içti milyonlarca insan o kadar ilacı? Verilen ilaçlar, uygulanan protokoller, hastaların ve ailesinin yaşadığı travmalar ve panik ataklar da boşuna mı diyeceğiz?

Ayrıca uygulanmakta olan PCR testinin güvenirliği de şüphelidir ve sorgulanmaktadır. PCR testi sonucunun pozitif çıkması ile %100 SARS-CoV-2 gribi tanısı koyulması mümkün değildir çünkü bilimsel olarak PCR testi sonucunun %50 oranında yanlış pozitif, *false positive* sonuç verdiği bilinmektedir. Bu demektir ki, hastalar hasta olmasalar bile sonuç %50 oranında pozitif çıkabiliyor. SARS-CoV-2 hastalığının geçirilip geçirilmediğinin anlaşılmasının kesin ve güvenilir yöntemi, *gold standardı*, kanda antikor saptanmasıdır. Kanda antikorlar, gribal enfeksiyon geçirildikten ancak 10-14 gün sonra yükselir. PCR sonucu pozitif çıkmış bir kişinin kanında SARS-CoV-2 antikoru negatif olarak çıkarsa, o kişi hastalığı geçirmemiş tanısı konuyor, yani PCR testi yanlış pozitif olarak (false positive) sonuçlanmış oluyor.

Hiç beklenmeyen bir zamanda, hiç beklenmeyen bir şekilde hayatımıza giren ve bizim kuşakta yetişen hekimlerin bilgi ve tecrübeleriyle hiç anlam veremedikleri şekilde yapılan uygulamalarla sevgili ülkemin insanları ve dünya halkları paniğe sokulmuş durumda. 2022 itibariyle birçok ülkede kısıtlamalar kalktı. Ülkemizde de kısıtlama ve diğer uygulamalar hafifletildi. Bu süreç elbet bitecek, ilerleyen yıllarda, 2019-2022 yılları arasında dünyada yaşanan salgında saklanan gerçekler de açığa çıkacak. Ancak küçücük yaşta "bilinçaltına maske takılmış", aylarca eve kapanmış, eğitimine uzaktan devam etmiş çocukların yaşadığı travmanın izleri kalacak ne yazık ki. Gereksiz yere ya da sorgusuz sualsiz verilen yüksek doz ilaçlar ve sorgusuz sualsiz yapılan deney aşamasındaki aşıların etkileri/yan etkileri de insanlar yaşadıkça anlaşılacak.

Pandemi adı altında yaşanan iki yıllık "korku fırtınası" sonrası neredeyse herkes hastalık hastası olarak sağa sola saldırmakta. Panik, kişiye zarar veren en tehlikeli ruh halidir. Öyle ki, panik içinde olan bir kişi net ve düzgün bir şekilde düşünemez, doğru ve net kararlar alabilmesi mümkün değildir. Paniklemiş bir kişi, farkında olmadan kendine zarar verecek kararlar bile alabilmektedir. Depremde panikleyip altıncı kattan atlayan kişiler gibi, yeni grip virüsünden korkup panikleyerek dezenfektan içip hayatını kaybetmiş kişiler gibi. Korku ve panik içinde yaşayan kişiler ne yazıktır ki, yeni virüs salgınından ya da bütün salgın ve hastalıklardan en tehlikeli ve ağır şekilde zarar gören kişilerdir.

Yeni grip virüsü de korkutulduğu gibi gökyüzünden yağmur gibi yağmaz, yağmıyor ve de öldürmüyor. Sıhhatli bir organizmaya sahip olmak, vücudun sıhhatli ve güçlü olması, bağışıklık zırhının sağlam olması ve doğal bir şekilde yaşamak, her türlü virüse ve bakteriye karşı korunmanın en önemli mihenk taşlarıdır. Olmazsa olmazıdır.

Şöyle ki, ABD'den gelen verilere göre SARS-CoV-2 gribini hafif olarak geçiren ve hayatta olan kişiler, %99,9 oranında sıhhatli olan kişilerdir; bir iki ya da daha fazla sayıda kronik bir hastalığı bulunmayan, avuç avuç kimyasal ilaçları içmeyen kişilerdir.

Yarım asırdan fazla hekimlik yapmış bir kişi olarak, her türlü virüse ve bakteriye karşı gelişen korkuyu azaltmayı ve kişilerin ruh ve beden sağlığına kavuşmasına vesile olmayı "kutsal" bir görev olarak görüyorum. İnanın ve de güvenin ki, SARS-CoV-2 de varyantları da diğer grip virüsleri gibi rahatlıkla tedavi edilebilen yeni tür bir grip enfeksiyonudur.

Bu nedenle, sağlıklı ve sıhhatli yaşamamız gerekmektedir. Maalesef, ülkemizde bir pandemi şeklinde yaygın olan obezite ve diyabet hastalıkları ve bu hastalıkların tüm komplikasyonları yüksek sayıda ölümlerin nedenidir. Yeni tür grip virüsü sonucu hayatını kaybetmiş olan birçok insanımız, dostumuz, hocalarımız oldu. Onların hepsine bir kez daha Allah'tan rahmet diliyor, geride kalan aile fertlerine sabır diliyorum. Nur içinde yatsınlar... Büyük çoğunluğunda diyabet, obezite gibi sağlıksız yaşama ve sağlıksız beslenme gibi bağışıklık sisteminin zayıflamasına neden olan unsurlar ve birçok farklı hastalık bulunuyordu.

İnsan vücudunda oldukça kompleks bir "bağışıklık sistemi ağı", yani moda bir ifade ile "bağışıklık net work"ü bulunmaktadır. Vücudumuz, her hücresinde, her organında bulunan ve görev yapan koruyucu bir ağ sistemi ile yaratılmış, programlanmıştır. Bağışıklık sistemi ağının asıl ve tek bir görevi vardır, o da sıhhatimizi korumaktır.

Bağışıklık sisteminde bulunan hücreler, ilk etapta organizmayı işgal eden yabancı düşman kuvvetlerini karşılayan kolluk kuvvetleri gibidirler, "zırh" görevini yürütürler. Genel olarak tüm vücutta bulunan diğer hücreler ise, bir orduda bulunan bütün askeri kuvvetler gibi yabancı işgal kuvvetlerine karşı bir arada, sırt sırta, tüm olarak savaşa girerler.

Başkumandan Mustafa Kemal Atatürk'ün açıklamış olduğu gibi, *"Hattı müdafaa yoktur, sathı müdafaa vardır. O satıh da vatandır!"*

Bizim açımızdan da o satıh tüm insan vücududur! Zırhı sağlam olan vücutta güçlü bir bağışıklık sisteminin, yani savunma ordusunun bulunması, hastalık yapan virüslerle, mikroplarla, bakterilerle, toksinlerle, mantarlarla mücadelenin etkili bir şekilde yapılabilmesi demektir.

Bu nedenle, şu sıralar ve her daim uygulayacağımız en basit ve en ucuz yöntem, sıhhatli olmak ve de sıhhatimizi korumaktır. Yani doğal yollarla destek vererek bağışıklık sistemimizi güçlendirmek, kuvvetlendirmek ve bağışıklık zırhımızı kuşanmaktır. Asıl görevimiz tüm vücutta, her hücrede bulunan hücresel bağışıklığı doğal yollarla besleyerek desteklemektir.

Bir hekimin asıl görevi, ilk çağlardan beri bu şekilde olmalıdır. Paniğe kapılmak, korkmak, korkutmak ve her türlü stres bağışıklık sistemimizi zayıflatmaktadır.

Vücudumuzun her bir hücresi ve organı sathı müdafaa için görevlendirilmiştir. Hücrelerimizin fıtratlarında bulunan bu doğal görev, doğuştan itibaren hayat boyu süren sathı müdafaa görevidir ve son derece önemlidir. Yani vatanın tümünün savunulmasıdır, toprağın bütününün savunulması ve korunmasıdır. Şeyh Edebali der ki: *"Toprak sıhhatli olmazsa ektiğiniz hiçbir tohum yeşeremez!"*

Ben de demek istiyorum ki, ÖNCE İNSAN, İNSANIN SIHHATLİ OLMASI ÖNEMLİDİR! Bunun için de her yaşta, her zamanda, her koşulda bağışıklık sisteminin güçlü, bağışıklık zırhının sağlam olması gerekmektedir.

Yunus ile bitirelim
"Şol karşıki dağları meşeleri bağları
Sağlık sefalık ile geçtik elhamdülillah
Yunus miskin çiğ idik piştik elhamdülillah..."

Prof. Dr. Canan Efendigil Karatay
Mart 2022, İstanbul

Birinci Bölüm

BAĞIŞIKLIK SİSTEMİ NEDİR?
NASIL ÇALIŞIR?
VÜCUTTA NELER YAPAR?

Nedir bu sık sık dile getirdiğimiz bağışıklık sistemi?

Bağışıklık sistemimiz sıhhatli kalmamızı sağlayan ve vücudumuzda bulunan oldukça önemli, temel bir sistemdir. İçimizde yaşayan, hayati önemi olan geniş kapsamlı bir ağ "net work" sisteminin adıdır.

Vücudumuzu doğuştan itibaren hastalık yapan virüs, mantar ve bakterilerden, toksinlerden koruyan ve hastalık yapan virüs ve bakterilere karşı savaşan sistemin adı, bağışıklık sistemidir.

BAĞIŞIKLIK SİSTEMİ VE HÜCRESEL İMMÜNİTE, VÜCUDUMUZDA OLDUKÇA GENİŞ BİR İLETİŞİM AĞINA SAHİP OLAN KOMPLEKS BİR SİSTEMDİR.

Bağışıklık sistemini ve hücresel immüniteyi meydana getiren geniş iletişim ağı nelerden oluşuyor?

Bağışıklık sistemi ve hücresel immünite "net work" ağımız birçok hücre, organ, gudde (beze) ve kan sistemini kapsayan geniş bir yelpazeden oluşmaktadır.

Geniş yelpazeyi oluşturan ögeler:
1. Kan hücrelerimiz,
2. Kemik iliğimiz,
3. Lenf düğümlerimiz, beyaz kanımız,
4. Dalağımız, timüs bezimiz,
5. Çeşitli hormonlarımız,
6. Ağız, burun, boğaz, mide, deri ve bağırsaklarımızda yaşayan canlı ve dost bakteri ve virüsler, yani mikrobiyomlar.

Bu saydıklarımız genel ve sistematik olan bağışıklık sistemimizin olmazsa olmaz ögeleridir.

Ancak, böbreküstü bezimiz, tiroid bezimiz ve diğer birçok koruyucu "humoral koruma mekanizmamız" akut enfeksiyonlarda ve stres anlarında devreye girerler. Vücudu koruma amacıyla birçok kimyasal hormonun ve koruyucu hücrenin salgılanmasına neden olurlar.

Kısaca görüyoruz ki, bağışıklık sistemi ve hücresel immünite, karışık ve oldukça geniş bir şemsiye altında toplanmış olan bir sistemdir.

Demek oluyor ki, kan hücrelerinden yalnız antikorları yükseltmek etkili ve yeterli değildir!

BAĞIŞIKLIK SİSTEMİNİN VE HÜCRESEL İMMÜNİTEYİ KAPSAYAN GEREKLİ TÜM HÜCRELERİN, HORMONLARIN VE ENZİMLERİN SAĞLIKLI, DOĞAL BİR DENGE VE AHENK İÇİNDE ÇALIŞMALARINI SAĞLAMAMIZ GEREKLİDİR VE HAYATİ ÖNEMİ VARDIR. BU AMAÇLA ONLARA İMKÂN VE ORTAM VERMEMİZ ŞARTTIR!

Beyaz kan hücrelerimiz/lökositlerimiz nasıl üretilir, hangi işlevle devreye girer?

Kan hücrelerimiz kemik iliği, dalağımız ve timüs bezimiz gibi organlarımız tarafından üretilir.

Hastalık yapan, patojen dediğimiz SARS-CoV-2 virüsüne, influenza-A ve influenza-B virüslerine, burnumuzda yaşamakta olan 200-400 adet RİNO virüse, tüm virüslere ve bakterilere karşı bizleri koruyan ve onlarla savaşan ilk ve en önemli hücrelerimiz kanımızda bulunan beyaz kan hücreleridir.

Beyaz kan hücrelerinden LÖKOSİTLER, influenza-A ve influenza-B virüslerine karşı, nezle/soğuk algınlığı, SARS-CoV-2 virüsü ve diğer tüm virüslere ve yabancı bakterilere karşı organizmayı gözetleyen, koruyan ve de en ön safta savaşan kahraman askerlerimizdir.

LÖKOSİTLER (makrofaj dediğimiz beyaz kan hücreleri), gözetleme kulelerinde 24 saat nöbet tutan nöbetçi askerler gibi görevlendirilmişlerdir. Sahada bir yabancı virüs ya da bakteri fark edilince hemen faaliyete geçerek savaşa hazır durum alırlar. Beyaz kan hücrelerimizden özellikle NÖTROFİLLER ve LENFOSİTLER bu bağlamda önemli görev üstlenmişlerdir.

Beyaz kan hücreleri (lökositler ve nötrofiller), herhangi bir yabancı virüsü dolaşımda algıladıkları anda, ilk etapta hemen sayılarını artırır ve çoğalırlar (ateşli hastalıklarda lökositlerimizin sayısı bu nedenden dolayı yükselir). Yabancı virüs ve bakterileri kan dolaşımımdan uzaklaştırmak, yok etmek amacıyla çoğalırlar.

Aynı zamanda da, uzaktaki iletişim ağında bulunan organlara gerekli olan önemli mesajları iletirler. *"Ortamda düşman tespit edilmiştir, hazırlıklı olun, defans mekanizmalarınızı devreye sokun,*" diye, kırmızı alarm vererek uyarı gönderirler. ENFEKSİYON ANINDA VÜCUTTAKİ ATEŞ İŞTE BU SEBEPLE YÜKSELİR!

Aynı zamanda, beyaz kan hücrelerinden nötrofiller/makrofajlar çoğalmaya ve sayılarını artırmaya devam ederek, ortamda bulunan yabancı virüs ve bakterilerin etrafını sararlar ve içerlerine alarak yutar, parçalar ve yok ederler.

NÖTROFİL (MAKROFAJ) DEMEK, YABANCI HÜCRELERİ YEMEK BİTİRMEK, İÇİNE ALARAK YOK ETMEK DEMEKTİR. Biz bu olaya, tıp dilinde FAGOSİTOZ diyoruz.

Fagositoz ânında organizmada kıyasıya bir savaş, sıkı bir mücadele başlamıştır. Acil savaş çanları çalmaktadır. Askeri deyimle, sıcak temas söz konusudur. Bu nedenle de ateşimiz yükselmektedir. BU SAFHADA ATEŞİMİZİ ATEŞ DÜŞÜRÜCÜ İLAÇLARLA DÜŞÜRMEYE ÇALIŞMAK DOĞRU DEĞİLDİR! Ateş düşürücü, ağrı giderici ilaçlar bağırsaklarımızda bulunan dost bakterilerimizi azaltarak, yok ederek bağışıklık sistemimizi daha fazla çökertirler.[1, 2]

Bağırsaklarımızda birlikte yaşadığımız mikrobiyomu da yok ederek sağlığımıza zarar verirler.

Beyaz kan hücrelerimizden LENFOSİTLERİN görevleri ise biraz daha değişiktir. Lenfositler, akut olaylarda organizmanın daha önce o virüs ya da bakteri ile karşılaşmış veya savaşmış olduğunu bağışıklık sistemine hatırlatan hücrelerdir.

LENFOSİTLER, BAĞIŞIKLIK AĞININ BİR NEVİ HAFIZA SİSTEMİNİ OLUŞTURURLAR. Eski düşmanlara dikkat çekerek, hatırlatarak koruma amaçlı önlem alınmasını sağlayan hücrelerdir. Geçirilmiş eski enfeksiyonları tanırlar, nasıl savaşılacağını hatırlar ve hatırlatırlar.

Kan dolaşımında kaç türlü lenfosit bulunuyor?

Kan dolaşımında, B lenfonsitler ve T lenfositler diye adlandırılan İKİ TİP LENFOSİT grubu hücre bulunmaktadır.

---

[1] Rogers, M A M, et al. The influence of non-steroidal anti-inflammory drugs on the gut microbiome. Clin Microbiol Infec. 2016 Feb;22(2): 178.e1-178.e.9. doi: 10.1016/j.cmi.2015.10.003. Epub 2015 Oct 16.

[2] Wallace J L. NSAID gastropathy and enteropathy: distinc pathogenesis likely necessitates distinc prevention strategies. Br J Pharmacol. 2012 Jan;165(1): 67-74. doi: 10.1111/j.1476-5381.2011.01509.x.

Bunlara kısaca B hücreleri ve T hücreleri de denilmektedir. Gerek B hücreleri (lenfositleri), gerek T hücreleri (lenfositleri), kemik iliğinde bulunan, KÖK HÜCRE diye adlandırılan ana temel hücreler tarafından üretilirler. Kemik iliğinde üretilen hücrelerin bir kısmı, kemik iliği içinde kalmaz. Kemik iliğini terk edip, kemik iliğinden çıkan bir grup hücre TİMÜS denilen, tiroid bezinin arkasında bulunan organa gider ve T lenfositleri dediğimiz lenfosit türünü oluştururlar. Kemik iliğinde kalarak görevlerine devam eden hücreler de B (BONE = KEMİK) lenfositlerini oluştururlar.

KEMİK İLİĞİNDE OLUŞAN VE KEMİK İLİĞİNDE BULUNAN B LENFOSİTLERİNİN GÖREVİ ANTİKORLARI ÜRETMEKTİR!

2020 ve 2021 yıllarında meşhur olan ve dilimizden düşmeyen antikorları!

Antikor nedir?

ANTİKOR, kan dolaşımına girerek enfeksiyon başlatan antijen diye adlandırdığımız, yabancı cisimlerle mücadele eden proteinlere verilen bilimsel bir tanımlamadır. ANTİKORLAR yalnız proteinlerden oluşmazlar, yağlar ve çeşitli mineraller ve elzem tuzlardan da oluşan hücrelerdir.

İlginç olan nokta ise, her bir B LENFOSİTİNİN, her antijen için özel bir ANTİKOR üretebiliyor olmasıdır.

HER BİR ANTİJEN (YABANCI VİRÜS YA DA BAKTERİ OLABİLİR) ANCAK KENDİ İÇİN ÖZEL OLAN, KENDİNE ÖZEL OLARAK ÜRETİLMİŞ, KENDİNE HAS OLAN ANTİKOR İLE BİRLEŞEREK YOK EDİLEBİLİR.

Tıpkı bir anahtarın, uygun olduğu tek anahtar deliğine girebilmesi gibi. Başka herhangi bir anahtar, o anahtar deliğine giremez ve de kapıları açamaz.

T lenfositlerinin görevi nedir?

T LENFOSİTLERİNİN asıl görevleri organizmada gelişmiş olan kanser hücrelerini öldürmek ve yabancı cisimlere karşı oluşacak bağışıklık sistemini kontrol etmektir.

Bu sebeple T lenfositlerinin görevleri son derece önemlidir, hayatidir.

T LENFOSİTLERİ, VİRÜSLERİN İŞGAL ETTİKLERİ BÜTÜN HÜCRELERİ VE KANSERLİ HÜCRELERİ YOK EDERLER, YANİ ÖLDÜRÜRLER.

T ve B lenfositlerine ek olarak bu lenfositlerden kaynaklanan, doğal öldürücü denilen lenfositler de kan dolaşımında bulunmaktadır. Bu tür lenfositlere kısaca *natural killer*, yani NK HÜCRELERİ denilmektedir.

NK HÜCRELERİ de dolaşıma girmiş olan yabancı maddeleri yok eden, öldüren hücrelerdir. Özellikle kanser hücrelerini ve viral enfeksiyonlar sırasında virüslerin içine girmiş oldukları hücreleri yok etmek için programlanmışlardır.

Virüslerin hücrelerin içine girerek çoğalıp dağıldıklarını ve bu şekilde kişileri enfekte ettiklerini biliyoruz...

T ve B LENFOSİTLERİNİN bağışıklık sisteminde ayrıca birçok alt grubu bulunmaktadır. Örnek verecek olursak, B LENFOSİTLERİ grubunda hafıza hücreleri, enflamasyonu önleyici hücreler, plazma hücreleri gibi değişik görevleri olan hücreler de vardır.

T LENFOSİTLERİ alt grubunda da, öldürücü hücreler, yardımcı T lenfositleri, otoimmüniteyi önleyici, ANTİENFLAMATUAR, hafıza hücreleri, NK hücreleri gibi alt gruplar bulunmaktadır.

Görüyoruz ki bütün bu hücrelerin görevi bağışıklık sistemi hücrelerini kontrol altına almak ve gerektiği yerde ve zamanda organizmaya ya da hücre içine girip hücreleri işgal etmiş olan tehlikeli unsurları öldürüp yok ederek organizmayı korumaktır.

Ancak, lenfositler yeni olan SARS-CoV-2 virüsleri ile daha önce karşılaşmamış, mücadele etmemiş olduklarından dolayı bu virüsleri tanıyamazlar, hatırlayamazlar.

LENFOSİTLER, DAHA ÖNCE KARŞILAŞTIKLARI GRİP VİRÜSLERİNİ DE HATIRLAYAMAZLAR. Lenfositlerin grip virüsü hafızaları maalesef çok kısadır, daha önce karşılaşmış olsalar dahi, hafızalarından 2-3 ay sonra silinir gider.

2-3 ay içinde ilk karşılaştıkları virüs de ortadan yok olacaktır. Bu süre içinde virüs birçok kez kılıf değiştirmiş olacağından, birçok yeni varyant ortaya çıkacaktır. Her yeni varyantın da, daha yeni bir varyantı görülecektir. 2021 yılı sonlarında ve 2022 yılı başlarında yaşadığımız, Omicron ve Delta gibi SARS-CoV-2 varyantları bu bilginin gerçek kanıtıdır.

2022 yılının ilerleyen aylarında çok yeni, farklı varyantlarla da karşılaşacağız, sonraki yıllarda da...

Her grip virüsü her kış yeni bir kılıfla ortaya çıktığından dolayı, LENFOSİTLERİN hafıza sistemleri yeni varyantlara karşı yetersiz kalmaktadır.

TÜM GRİP VİRÜSLERİ, doğaları gereği sık sık mutasyona uğradıkları için lenfositler her mevsim yeni, değişik bir virüsle karşılaşır ve şaşırırlar. Zaten bu nedenle her kış için yeni bir grip aşısı önerilmektedir.

Biliyoruz ki grip aşıları iki-üç sene önce kış aylarında görülen gribal enfeksiyonlara neden olan virüsler kullanılarak hazırlanmaktadır. Bir örnek verecek olursak, 2018 yılı kış ayında gribal ve influenza hastalıklarına neden olan virüslerin 2022 senesinde GRİP ya da İNFLUENZA hastalıklarına neden olma imkânları var mı?

Peki bu virüslerden elde edilecek aşıların iyileştirme imkânları olabilir mi? Yukarıda açıkladığımız bilimsel bilgilerin ışığında bu mümkün olabilir mi?

Doğası gereği SARS-CoV-2 virüsü görüldüğünden beri sürekli mutasyona uğruyor... 2021 yılının ilk aylarında Avrupa ülkeleri, İngiltere, Brezilya, Güney Afrika, Hindistan ve Türkiye'de mutasyona uğradığı bildirildi ve yeni varyantlar ortaya çıktı. Ayrıca İngiltere'de mutasyona uğrayan SARS-CoV-2 virüsü tekrar mutasyona uğradı, hatta yeni VARYANT diye de adlandırıldı ve açıklandı.

İşte sık sık karşılaşacağımız bu yeni VARYANTLAR bizleri şaşırtmamalı ve halkımızda panik nedeni olmamalıdır diye düşünüyorum. Ortaya çıkan yeni varyantlar lenfositlerin hafızalarında olmadığından dolayı, bırakalım LENFOSİTLER panik yapsınlar.

Örnek verecek olursak, SARS-CoV-2 ile mücadele etmek için senelerce önce geçirilmiş olan ve korona virüslerinin neden oldukları SARS-CoV-1 ve MERS-CoV virüs salgınlarına karşı kullanılan bazı yöntemlerin, çok zayıf olsa bile hücrelerimizin hafızasının da etkili olduğu görülmektedir. Daha önce geçirilmiş çeşitli korona virüs enfeksiyonlarının neden olduğu virüs enfeksiyonları sonucu oluşmuş olan antikorların yeterli ve etkili olarak gelişmemiş olduğu bilimsel olarak kabul edilmiştir.

Bu nedenle, KORONA VİRÜSLERİNİN NEDEN OLDUKLARI SARS-CoV-1 ve MERS-CoV VİRÜSLERİNE KARŞI SENELERDEN BERİ AŞI GELİŞTİRİLEMEMİŞTİR ve şu ana kadar anlattığımız şekilde vücudun işleyiş sisteminden dolayı da GELİŞTİRİLEMEZ.

Aynı şekilde, kanımca SARS-CoV-2 ve diğer GRİP VİRÜSLERİNE karşı da "kesin etkili aşılar" geliştirilemeyecektir.

Bilimsel gerçekleri, yani yeni varyant ya da mutasyonları göz ardı edemeyiz değil mi?

HANGİ MUTASYONLU SARS-COV-2 VİRÜSÜNÜN BİNLERCE DİKEN PROTEİNİNE KARŞI HANGİ AŞI, HANGİ ANTİKORU OLUŞTURABİLİR Kİ?

İmkânı var mı?

Bunu sorgulayıp düşünmek gerek!

2022 yılında, 2019 yılında ortaya çıkan ilk SARS-CoV-2 virüsü artık yok olmuş durumda... Sürekli bir şekilde, her daim yeni bir Yunan alfabesi harfiyle, yeni varyantları, yani yeni türleri ortaya çıkmaya devam ediyor. Yunan alfabesinin sonuna kadar da gidilebilir. Bu kitabı yazmaya devam ederken bile OMİCRON adı verilen bir türü görülmeye başladı. Kitap piyasaya sürülünceye kadar kim bilir ne gibi varyantlara şahit olacağız?

Bu noktada İtalyan bilim insanı, Nanopatoloji Uzmanı Prof. Dr. Stefano Montanari'nin SARS-CoV-2 virüsü hakkındaki görüşlerini aktarmak istiyorum:

"Hızla mutasyona uğrayan, antikor oluşturmayan korona virüse karşı aşı hiçbir işe yaramaz. Kızamığın aşısı olur, soğuk algınlığının, nezlenin aşısı olmaz. Kişi hayatı boyunca 200 kez nezleye, soğuk algınlığına yakalansa dahi vücudunda antikor oluşmaz. Bu yüzden, hızla mutasyon geçiren korona virüse karşı da aşı geliştirmek teknik olarak mümkün değil. Korona virüse karşı aşı diye tutturmaları tam bir küresel sahtekârlık. Düşünün, dünya üzerindeki 7 milyar insanı aşı yapmaya zorladıkları takdirde ne muazzam paralar kazanacaklar..."

Grip aşıları bağışıklık sağlamakta az da olsa etki etmiyor mu?

Grip aşılarının bağışıklık sağlamakta, çok az faydası olduğunu bilimsel bir araştırma ile açıklamak istiyorum.

ABD Savunma Bakanlığı Pentagon'un Ocak 2020'de yaptığı bir araştırma sonucu, grip aşısı yapılmış kişilerin SARS CoV-2 virüs enfeksiyonuna yakalanma olasılığının %36 oranında olduğu belirtilmiştir.

Tablo-1: ABD Savunma Bakanlığı Pentagon'un Ocak 2020'de yaptığı araştırma sonucu

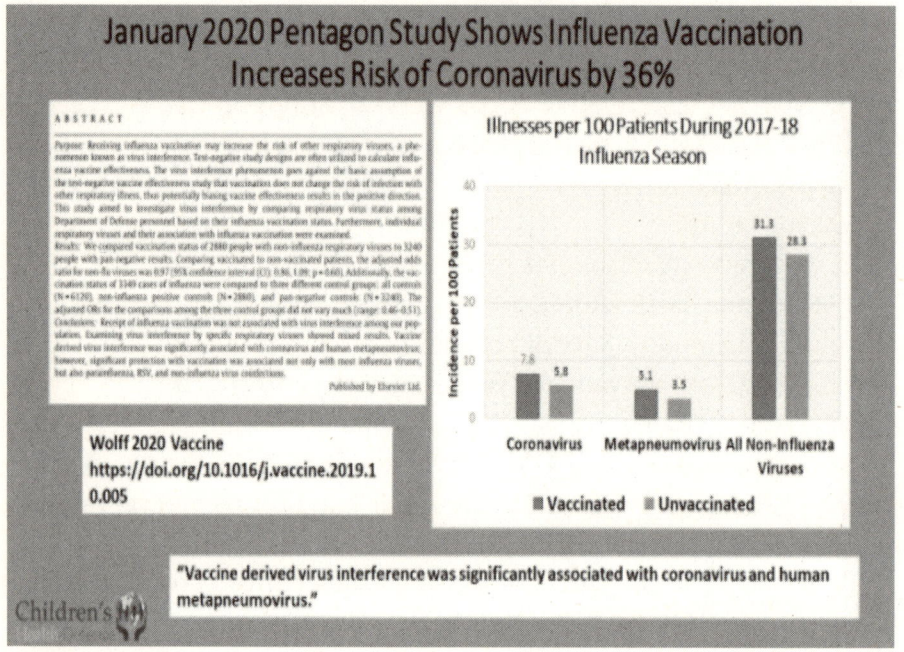

Bu çalışmaya göre, İNFLUENZA aşısı yapılmış olanların bütün korona virüs enfeksiyonlarına, yani SARS CoV-2 virüs enfeksiyonuna yakalanma olasılığının %36 oranında arttığı bildirilmiştir.[3]

Daha önceki araştırmalarda da benzer sonuçlara varılmıştır.

Geçtiğimiz yıllarda grip aşısıyla ilgili yapılan araştırmalarda grip aşısının yine çocuklarda viral enfeksiyon riskini artırdığı belirtilmiştir.[4,5]

Genel olarak aşıların, grip de dahil olmak üzere tüm virüslerle ilişkili akut solunum yolu enfeksiyon riskini %73 artırdığı, 2009 H1N1 grip salgını sonrası hayvanlar ve insanlarda gerçekleştirilen birçok bilimsel çalışmada senelerce önce bildirilmiştir.[6,7]

---

3   https://childrenshealthdefense.org/news/vaccine-misinformation-flu-shots-equal-health/

4   Watad A, et al. The ASIA syndrome: basic concepts. Mediterr J Rheumatol 2017 Jun 27; 28(2):64-69.

5   Watad A, et al. The autoimmune/inflammatory syndrome induced by adjuvants (ASIA)/Shoenfeld's syndrome: descriptive analysis of 300 patients from the international ASIA syndrome registry. Clin Rheumatol. 2018 Feb; 37 (2): 483-493. 017-3748-9.

6   Bolles M, et al. A double-Inactivated Severe Acute Respiratory Syndrome Coronavirus Vaccine Provides Incomplete Protection in Mice and Induces Increaed Eosinophilic Proinflammatory Pulmonary Response Upon Challenge. J Virol Dec 2011;85(23):12201-12215.

7   Tseng C-T et al. Plos One April 20, 2012:7(4);e35421.

Ayrıca Hong Kong'da yapılan araştırmaya göre de grip aşılarının grip dışı solunum yolu enfeksiyonları riskini 4,4 kat artırdığı ve grip enfeksiyonlarını üçe katladığı belirtilmiştir.[8, 9]

Aşıların genel olarak, virüs kalıntıları, yarı ölü virüs proteinleri, hatta bazılarında canlı virüsler, DNA/RNA parçaları içerdikleri için başta kanser hastalıkları dahil birçok hastalığa neden olduğu bildirilmiştir.[10]

[8]   Cojocaru M, Chicos B. ASIA or Shoenfeld's syndrome--an autoimmune syndrome induced by adjuvants. Rom J Intern Med 2013; 51: 131-4.
[9]   Wolff G G. Influenza vaccination and respiratory virus interference among Department of Defense personnel during the 2017-2018 influenza season. Vaccine 2020 Jan 10;38(2):350-354.
[10] Kallon S, et al. J Animal Sci Biotech 2013;4:22.

İkinci Bölüm

KORONA VİRÜSLERE KARŞI DOĞAL KORUNMA YÖNTEMLERİ NELER?

1800'lü yıllarda yaşanan Rus gribi ile korona virüs arasında nasıl bir bağlantı var?

1889-1891 Rus Gribi ya da Asya Gribi salgınının da KORONA VİRÜS ailesine ait olduğu belirtiliyor.[11]

2002-2004 SARS salgınından sonra, virologlar insan ve hayvan korona virüslerini sıralamaya ve karşılaştırmaya başladılar ve *Betacoronavirus 1* türündeki iki virüs suşunu, *bovine korona virüsü* ve *insan korona virüsü* OC43'ü karşılaştırarak, 19. yüzyılın sonlarında en son, bunların ortak ataya sahip olduklarını belirttiler. Çeşitli yöntemlerle 1890 civarı en olası tarih olarak ortaya çıktı.[12, 13, 14, 15, 16, 17, 18, 19, 20, 21, 22, 23]

Araştırmacılar, eski türün insan popülasyonuna girmesinin salgına neden olabileceğini düşünüyorlardı.

[11] The 1889-1890 pandemic, often referred to as the "Asiatic flu" or "Russian flu",
      Vikipedi https://tr.wikipedia.org › wiki › 1889-1890_Rus_gribi
[12] *Vijgen (2005).* "Complete Genomic Sequence of Human Coronavirus OC43: Molecular Clock Analysis Suggests a Relatively Recent Zoonotic Coronavirus Transmission Event". *Journal of Virology. 79 (3): 1595-1604.*
      doi:10.1128/JVI.79.3.1595-1604.2005. PMC 544107 $2. PMID 15650185
[13] *Alexis Madrigal (26 Nisan 2010).* "1889 Pandemic Didn't Need Planes to Circle Globe in 4 Months". *29 Nisan 2010 tarihinde kaynağından arşivlendi.*
[14] Valleron, Alain-Jacques; Cori, Anne; Valtat, Sophie; Meurisse, Sofia; Carrat, Fabrice; Boëlle, Pierre-Yves (11 Mayıs 2010). "Transmissibility and geographic spread of the 1889 influenza pandemic". Proceedings of the National Academy of Sciences of the United States of America. 107 (19): 8778-8781. doi:10.1073/pnas.1000886107. ISSN 0027-8424. PMC 2889325 $2. PMID 20421481.
[15] Taubenberger (2007). "The Next Influenza Pandemic". JAMA. 297 (18): 2025-2027. doi:10.1001/jama.297.18.2025. ISSN 0098-7484. PMC 2504708 $2. PMID 17488968.
[16] The 1889-1890 Flu Pandemic: The History of the 19th Century's Last Major Global Outbreak. Kindle. Charles River Editors.
[17] Mouritz, A. (1921). The Flu. Retrieved 5 April 2020.
[18] The 1889 Russian Flu In The News. Circulating Now from the N.I.H. National Institutes of Health. 13 Ağustos 2014. 3 Şubat 2020 tarihinde kaynağından arşivlendi. Erişim tarihi: 25 Mart 2020. In November 1889, a rash of cases of influenza-like-illness appeared in St. Petersburg, Russia. Soon, the "Russia Influenza" spread.
[19] "Past Influenza pandemics and their effect in Malta". Malta Medical Journal. 17 (3): 16-19. 2005. Erişim tarihi: 25 Mart 2020. 1889-90 pandemic - The Asiatic Flu [...] by the end of March 1890. The case fatality rate approximated 4.0% [Table 1]. A resurgence of the infection became apparent in January-May 1892 with a total of 2017 reported cases and 66 deaths [case fatality rate 3.3%].
[20] Parsons, Henry Franklin (1891). Report on the Influenza Epidemic of 1889-90. Local Government Board.
[21] "How Malta dealt with past influenza pandemics, with today's being 'inevitable'". The Malta Independent. 15 Mart 2020. Compulsory notification of infectious disease [...] Influenza was made a notifiable infection on the 20th January 1890 with the appearance of 1889-90, Asiatic Flu.
[22] Dowdle, W. R. (1999). "Influenza A virus recycling revisited". Bulletin of the World Health Organization. 77 (10): 820-828. ISSN 0042-9686. PMC 2557748 $2. PMID 10593030.
[23] Vijgen (2006). "Evolutionary History of the Closely Related Group 2 Coronaviruses: Porcine Hemagglutinating Encephalomyelitis Virus, Bovine Coronavirus, and Human Coronavirus OC43". Journal of Virology. 80 (14): 7270-7274. doi:10.1128/JVI.02675-05. PMC 1489060 $2. PMID 16809333.

2020'de Danimarkalı araştırmacılar Lone Simonsen ve Anders Gorm Pedersen, benzer şekilde insan korona virüsü OC43'ün yaklaşık 130 yıl önce sığır korona virüsünden ayrıldığını ve bunun yaklaşık olarak 1889-1890'daki pandemi ile aynı zamana denk geldiğini hesapladı. Hesaplama, sığır korona virüsü ile farklı OC43 suşları arasındaki genetik karşılaştırmalara dayanıyordu. Araştırma Kasım 2020 itibariyle resmi olarak yayınlanmamıştı.[24]

Çağdaş tıbbi raporlar üzerinde yapılan bir araştırma, klinik belirtilerin grip semptomlarından ziyade SARS-CoV-2'nin neden olduğu başka bir hastalık olan COVID-19'a daha çok benzediğini gösteriyor. En dikkate değer benzerlikler, çoklu sistem hastalığı, tat ve koku algısı kaybı ve uzatmalı COVID gibi uzun süreli iyileşmedir.[25]

Korona virüsü ile ilgili bilimsel çalışmalar ne zaman başladı?

Korona virüsler insanlarda ilk olarak 1960'lı yılların ortalarında saptanmıştır.[26] Korona virüslerin ilk olarak 1965 yılında keşfedilmiş olması, teknolojinin ilerlemesi sebebiyledir. Bütün virüsler asırlardan beri tüm tabiatta bulunur, sürekli mutasyona uğrar ve zaman zaman ciddi, öldürücü salgın hastalıklara neden olurlar.

Genel olarak tüm korona virüslerin kış aylarında %5-30 oranında üst solunum yolu enfeksiyonlarına neden olduğu ve hafif klinik belirtileri ile görüldüğü bilinmektedir.[27] Ancak bazı korona virüs türlerinin ARS dediğimiz akut solunum yetersizliği ve çeşitli mide bağırsak hastalıklarına neden olduğu ve 2-3 senede bir salgın şeklinde tekrarladığı da bilinmektedir.[28]

---

24 Knudsen (13 Ağustos 2020). "Overraskende opdagelse: Coronavirus har tidligere lagt verden ned" [Surprising discovery: Coronavirus has previously brought down the world]. DR (Danca). Erişim tarihi: 13 Ağustos 2020. A presumed influenza pandemic in 1889 was actually caused by coronavirus, Danish research shows.

25 Brüssow (2021). "Clinical evidence that the pandemic from 1889 to 1891 commonly called the Russian flu might have been an earlier coronavirus pandemic". Microbial Biotechnology (İngilizce). n/a (n/a). doi:10.1111/1751-7915.13889. ISSN 1751-7915. PMID 34254725.

26 https://www.who.int/health topics/coronavirus and https://www.cdc.gov/coronavirus/types.html

27 Pohl-KoppeA., et al.Detection of coronavirus229E-specific antibodies using recombinant fusion proteins. J Virol Methods 1995;55:175-83.

28 Gill EP. et al. Development and application of an enzyme-immunoassay for coronavirus OC43 antibody in acute respiratory illness. J Clin Microbiol 1994; 32: 2372-6.

Bilimsel olarak tespit edilmiş 7 tip korona virüsün ilk dördü senelerden beri kış aylarında ortaya çıkan hafif grip ve üst solunum yolu enfeksiyonuna neden olan virüslerdir. Son üçünün neden olduğu salgın ise ağır grip ve akut solunum yetersizliği (ARS) gibi öldürücü hastalıkların nedeni olarak bilinmektedir.

Korona virüsleri ilk keşfedildikleri tarihten itibaren şu şekilde sıralayabiliriz:

1. 229E (*alpha coronavirus*-1965)
2. OC43 (*beta coronavirus*-1967)
3. SARS-CoV-1 (SARS-2003)
4. NL63 (*alpha coronavirus*-2004)
5. HKU1 (*beta coronavirus*-2005)
6. MERS-CoV (MERS-2012)
7. SARS-CoV-2 (COVİD-2019) görüldüğünden beri yüzden fazla mutasyona uğradı. Her daim mutasyona uğramaktadır. Yani her an yeni bir varyant ile karşılaşmamız mümkün olduğundan dolayı şaşırmamalıyız!

2020-2021 yılları boyunca konumuz olan yedinci SARS-CoV-2 virüsü, daha önce insanlarda saptanmamış olan yeni bir korona virüsüdür. Bundan dolayı hakkında yeterli bilgimiz mevcut değildir.

Ancak 2019'da Wuhan'dan dünyaya ilk kez yayılan virüs ile 2021 yılında SARS-CoV-2 enfeksiyonu yapan virüsler, artık aynı virüs değildir. Saptandığı andan itibaren hızlı bir şekilde yüzden fazla mutasyona uğramıştır. Bilim diline ve tarihine SARS-CoV-2 enfeksiyon adı ile kaydedilmiş olması, onun 2019'da Wuhan'da ortaya çıkan virüsün aynısı olduğunun göstergesi değildir.

Bilim insanları neden "Virüsün değişim hızına yetişemiyoruz," diye yakınıyorlar?

VİRÜSLER HAYATTA KALABİLMEK, YAŞAMLARINI SÜRDÜREBİLMEK AMACIYLA HÜCRE İÇİNE GİRER VE HÜCRE İÇİNDE ÇOĞALIRLAR. Senelerden beri bilinen bilimsel bir gerçektir bu. Yeryüzünde ortalama 8 milyar insan yaşadığını biliyoruz ve 8 milyar farklı parmak izi olduğunu da kabul ediyoruz.

HER İNSANDA BULUNAN HÜCRELER PARMAK İZLERİ GİBİ FARKLIDIR. VİRÜSLER BİR HÜCREYE GİRDİĞİNDE, O HÜCRENİN ÖZELLİĞİNE GÖRE KENDİLERİNİ DEĞİŞTİRİR, ADAPTE EDER VE ÇOĞALMAYA BAŞLARLAR.

Demem o dur ki, benim hücrelerime giren ve çoğalan bir virüs ile Ali'nin ya da Veli'nin hücrelerinde çoğalan virüsler aynı tür virüsler değildir. Hangi hücre içine girip hangi hücre içinde çoğaldı ve yaşadıysalar, o ortama kendilerini adapte etmişlerdir ve kendilerini koruma amacına göre düzenlemiş ve mutasyon geçirmişlerdir. Virüslerin dünya oluştuğundan beri var olmalarının, yok olmamalarının asıl nedeni budur.

Bizler yok olacağız ama ne yaparsak yapalım virüsler değişerek, ortama göre donanım kazanarak, yani yeni mutasyonlar geliştirerek varlıklarını sürdürecekler.

Boğaziçi Üniversitesi Moleküler Biyoloji ve Genetik Bölümü Öğretim Üyesi Prof. Dr. Batu Erman, *"Virüs vücutta ne kadar çok kalırsa o kadar çok kendini çoğaltır. Bu da virüsün genetiğinde değişimlere yol açar. Pandemide herkes bir test tüpü ve herkes değişik mutasyonlar yaratıyor,"* diyerek konuyu özetlemiştir.

Prof. Dr. Batu Erman'ın bu açıklamaları son derece ders verici nitelikte ve oldukça aydınlatıcıdır. 2020 sonları ve 2021 başlarında, İngiltere'de virüsün mutasyona uğradığı ve mutasyona uğrayan virüsün Almanya, Güney Afrika, ABD, Brezilya ve Türkiye'de de yayıldığı ve görüldüğü haberleri medyada yer almıştır. Oysa her virüs yaşadığı ülke ortamı içinde durmadan, sürekli ve hızlı bir şekilde zaten mutasyona uğramaktadır. Virüslerin yayılması mümkündür tabii ki, ancak yayılmanın hızı, hiçbir zaman virüslerin mutasyona uğrama hızına ulaşamaz.

Ancak önceki senelerde yaşadığımız SARS-CoV-1 ve MERS-CoV virüs enfeksiyonlarından arta kalan parçaları inceleyerek az da olsa ders alabilmemiz mümkün olabilir.

27 Şubat 2020 tarihinde, Avrupa İmmunology dergisinde (*European Journal of Immunology*) yayınlanan bir çalışmada, SARS-CoV-2 için, SARS-CoV-1 ve MERS-CoV virüslerinden elde edilen bilgilerin ve deneyimlerin ışığı altında, korunma ve koruma alanlarından ders almamız gerektiği bildirilmiştir.[29]

---

[29] Park *et al.* COVID-19: Lessons from SARS and MERS. European Journal of Immunology. 27 Feb 2020. https://onlinelibrary.wiley.com/doi/10.1002/eji.202070035

Önerilen birçok gerekli önlemi almamız ve önerilere uymamız sonucu virüslerin bulaşmasını, yayılmasını önlemek mümkün olacaktır. Bağışıklık sistemimizi tüm virüs ve bakterilere karşı güçlü kılmamız, zırhımızı kuşanmamız mümkündür ve bu kendi elimizdedir. Başka kimsenin elinde değildir!

Koruyucu sağlık yöntemlerini uygulamak son derece kolay olduğu gibi, neticesinde tüm dünyayı saran ve sarsan SARS-CoV-2 gibi virüs salgınlarından etkilenip hastalanmayız, sağlıklı bireyler olarak sıhhatli yaşamaya devam ederiz...

Bağışıklık sistemimizi virüslere ve zararlı bakterilere karşı güçlü kılmak için neler yapmalıyız?

Her türlü virüs ve bakteri enfeksiyonundan KORUNMANIN EN ÖNEMLİ İKİ TEMEL KURALI vardır:

1. Yiğitliğin, kahramanlığın da önemli ilk kuralı olan dövüşmektir.
2. İkincisi de stratejik ve taktik olarak kaçmaktır.

2019 yılının son aylarında SARS-CoV-2 virüs enfeksiyonu ilk kez görüldüğünde, akut akciğer enfeksiyonu ve ARS denilen akut solunum yetersizliği sendromuna neden olan öldürücü bir grip enfeksiyonu olduğu düşünülüyordu. Ancak 2020 yılı boyunca SARS-CoV-2 enfeksiyonunun her yaşta insanda beyin, sinir sistemi, kalp,[30, 31, 32, 33] böbrek, bağırsak gibi organlara da zarar verdiğini görmeye başladık. Akut olarak SARS-CoV-2 grip enfeksiyonu geçirildikten sonra uzun süre etkilerinin devam edeceğini de öğrenmiş bulunuyoruz.

Gerçek bir hekimin iki ana görevi vardır:

1. Kişilerin sıhhatini korumak.
2. Kişilere zarar vermemek.

[30] Puntmann VO, et al. Outcomes of cardiovascular magnetic resonance imaging inpatients recently recovered from coronavirusdisease 2019 (COVID-19). JAMA Cardiol. 2020; 5(11):1265-1273. doi:10.1001/jamacardio.2020.3557.

[31] Knight DS, et al. COVID-19: myocardial injury in survivors. circulation. 2020;142 (11):1120-1122. doi:10.1161/circulationaha.120. 049252.

[32] Beşler MS, et al. Acute myocarditis associated with COVID-19 infection. Am J Emerg Med. 2020;38 (11):2489.e1-2489.e2. doi:10.1016/j.ajem. 2020.05.100.

[33] Trogen B, et al. COVID-19-associated myocarditis in an adolescent. Pediatr Infect Dis J. 2020; 39(8):e204-e205. doi:10.1097/INF.0000000000002788.

Kış aylarında alt ve üst solunum yolu enfeksiyonlarına neden her türlü grip virüsünün ve zararlı bakterilerin bulaşmasını ve yayılmasını önleyecek çok basit, uygulanabilir etken faktörler elimizin altındadır.

Yapacaklarımız aslında çok basittir:
1. Kalabalıklardan uzak duracağız, mümkün olduğunca kalabalığa girmeyeceğiz.
2. İnsanlarla görüşmelerimizde kendimizi ve karşımızdakini korumaya dikkat edeceğiz.
3. Çocuklara sarılmayacağız.
4. Birbirimize sarılıp öpüşmeyeceğiz.
5. El öpüp başımıza götürmeyeceğiz.
6. Bu süreçte sevdiklerimize "seni uzaktan sevmek, aşkların en güzeli" diye sesleneceğiz...
7. Bol su içeceğiz.
8. Ellerimizi doğal zeytinyağlı sabunla yıkayacağız.
9. Uzun tırnaklarımızı keseceğiz. Tırnak cilalarını silip atacağız.
10. Ellerimizi tuzlu, sirkeli su ile yıkayacağız.
11. Tuzlu, bikarbonatlı ve sirkeli su ile gargara yapacağız.
12. Tuzlu, bikarbonatlı suyu burnumuza çekeceğiz.
13. Bağışıklık sistemimizi güçlü kılacak, doğallığı bozulmamış olan sıvı ve besinleri tüketeceğiz.
14. Rahat ve derin, iyi bir şekilde uyuyacağız.
15. Çok gerekli olmadıkça evimizden dışarı çıkmayacağız.
16. Sevdiğimiz bir müzik dinleyeceğiz.
17. Sevdiğimiz bir şarkı söyleyeceğiz.
18. Evde dans edeceğiz, evde ip atlayacağız.
19. Dezenfektan, bulaşık ve çamaşır deterjanlarını kullanmayacağız.[34, 35, 36, 37]
20. Mümkün olduğu kadar ateş düşürücülerden, ağrı kesici ilaçlardan ve antibiyotiklerden uzak duracağız.

---

[34] Tina C. A Rapid Review of Disinfectants Chemical Exposures and Health Effects During COVİD-19 Pandemic. National Collaborating Centre for Environmental Health. Oct 26, 2020.

[35] Wolkoff P, Schneider T, Kildesø J, Degerth R, Jaroszewski M, Schunk H. Risk in cleaning: chemical and physical exposure. Sci Total Environ. 1998 Apr 23;215(1):135-56.

[36] Holm S, Leonard V, Durrani T, Miller M. Do we know how best to disinfect child care sites in the United States? A review of available disinfectant efficacy data and health risks of the major disinfectant classes. Am J Infect Control. 2019;47(1):82-91.

[37] http:/blogs.edf.org/health/2017/02/03/perchlorate-risks-from-bleach/

21. Yapay her türlü güzel (?) kokudan uzak duracağız.
22. Organik gıdalarla beslenmeye özen göstereceğiz.
23. Glifosat[38, 39] içeren toksik tarım zehirleriyle, yani pestisitlerle[40] yıkanmış sebzelerden ve meyvelerden uzak duracağız.[41, 42]
24. Doğal olarak bol bol C vitamini tüketeceğiz.
25. Bol bol fermente sebze, ev yoğurdu, ev turşusu ve turşu suyu, köy tereyağı ve soğuk sıkım zeytinyağı tüketeceğiz.
26. Doğal KELLE-PAÇA, kemik suyu tüketeceğiz.

Uzun lafın kısası, "kirli"(?) yani, sentetik kimyasal içeren deterjanlardan-dezenfektanlardan, tarım zehirlerinden uzak yaşayacağız, saf ve temiz, yani eski tohumlardan üretilen hakiki gıdalarla beslenceğiz, organik sertifikalı temizlik ve kişisel bakım ürünlerini tercih edeceğiz. Bu gerçeği hiç unutmayacağız ve saydığımız bu tedbirleri sıkı sıkı hayata geçirip uygulayacağız.

Sonuç olarak, bağışıklık sistemimizi ve hücresel immünitemizi güçlendirip herhangi bir grip enfeksiyonu ile hastalanma riskini en aza indirgemiş oluruz veya bulaşmış olsa dahi grip enfeksiyonunu ağır bir şekilde geçirmeyiz. Aynı zamanda da virüslerin gerek bulaşmasını, gerek toplum içinde yayılmasını engellemiş oluruz.

[38] Adam A, et al.1997. The oral and intratracheal toxicities of ROUNDUP and its components to rats. Vet Hum Toxicol 39(3):147-151.
[39] Clair E, Linn L, Travert C, Amiel C, Séralini GE, Panoff JM. 2012. Effects of Roundup® and glyphosate on three food microorganisms: Geotrichum candidum, Lactococcus lactis subsp. cremoris and Lactobacillus delbrueckii subsp. bulgaricus. Curr Microbiol 64(5):486-491.
[40] EFSA (European Food Safety Authority). 2015. Conclusion on the peer review of the pesticide risk assessment of the active substance glyphosate. EFSA J 13(11):4302.
[41] Kittle RP, McDermid KJ, Muehlstein L, Balazs GH. 2018. Effects of glyphosate herbicide on the gastrointestinal microflora of Hawaiian green turtles (Chelonia mydas) Linnaeus. Mar Pollut Bull 127:170-174.
[42] Hultberg M. 2007. Cysteine turnover in human cell lines is influenced by glyphosate. Environ Toxicol Pharmacol 24(1): 19-22.

Üçüncü Bölüm

MİKROBİYOM NEDİR? NASIL ÇALIŞIR? VÜCUDUMUZDA SIHHATLİ BİR MİKROBİYOM OLUŞTURMANIN YOLLARI...

Mikrobiyom nedir?

MİKROBİYOM, hepimizin bildiği gibi, birlikte yaşadığımız ve bütün cildimize, ağız, burun, boğaz, akciğer, mide ve bağırsak mukozamıza yerleşmiş dost ve düşman bakteri ve virüslerin tümüne verilen tanımlamadır.[43, 44, 45]

Bağışıklık sistemimizin %90 gibi yüksek bir oranını bağırsaklarda yaşayan dost virüs ve bakteriler, yani mikrobiyomlar oluşturmaktadır.

SIHHATLİ BİR BİREYDE DOST OLAN VİRÜS VE BAKTERİLERİN (MİKROBİYOMUN) TOPLAM SAYISININ VÜCUT HÜCRELERİNİN SAYISINDAN DAHA FAZLA OLDUĞU GÖSTERİLMİŞTİR.[46]

Tablo-2: Vücudumuzdaki dost virüs, bakteri ve hücre oranları

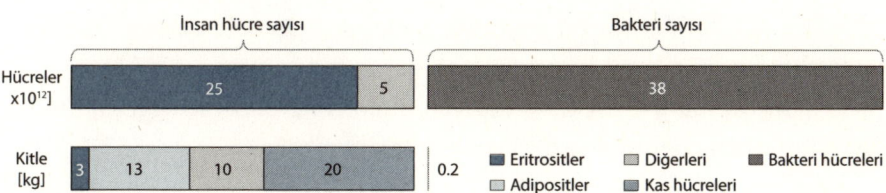

Yukarıdaki tabloda da görüldüğü gibi, dost virüs ve bakteri oranı (%38) vücudumuzdaki hücrelerin oranından (%30) çok daha fazladır.

Vücudumuzda canlı bakteriler ile birlikte yaşadığımızı Hollandalı bilim insanı Antoni van Leeuwenhoek 1600 yılında, yani 17. yüzyılda bildirmiştir. Adı geçen bilim adamı 500 yıl önce bizzat icat ettiği ilkel bir mikroskopla, kendi dişinden elde ettiği diş plağında hareket eden minik yaratıkları, yani bakterileri gözlemiş ve bildirmiştir.

Son derece ilerleyen gen teknolojisi bilimi sonucu, insan vücudunda 23.000 adet insan geni bulunduğu ortaya çıkmıştır. Ayrıca sayısı 8.000.000'a yakın mikrobiyom geni olduğu bildirilmiştir.

Yapılan bilimsel araştırmalarda, MİKROBİYOM ENJEKTE EDİLEN FARELERDE İNFLUENZA, YANİ FLU VİRÜSLERİNİN ÖLDÜĞÜ GÖSTERİLMİŞTİR. Dost bakteri ve virüsleri çoğunlukta olan kişilerin gayet sıhhatli oldukları, virüsler ve bakterilerle bulaşan hastalıklara maruz

---

[43] Yatsunenko, T. et al. Human gut microbiome viewed across age and geography. *Nature* 486, 222-227 (2012).

[44] Gilbert, J. A. et al. Current understanding of the human microbiome. *Nat. Med.* 24, 392-400 (2018).

[45] Le Chatelier, E. et al. Richness of human gut microbiome correlates with metabolic markers. *Nature* 500, 541-546 (2013).

[46] Sender R., et al. PLoS Biol. 2016 Aug; 14(8): e1002533.

kaldıkları durumlarda bile sık sık hastalanmadıkları bilimsel çalışmalarda açıklanmıştır.[47]

Demek ki vücudumuzda dost bakteriler çoğunlukta olduğu sürece bağışıklık sistemimiz güçlü olduğu için sıhhatli oluyoruz ve sık sık hastalanmamız mümkün olmuyor. SARS-CoV-2 virüsü vücudumuza bulaşmış olsa dahi, yani pozitif olarak saptanmış olsa bile bizi enfekte edemiyor. Kinik olarak grip belirtileri bulunmayan güçlü sıhhatli kişilerde SARS-CoV-2 virüsünün pozitif olarak saptanması, o kişinin hasta olduğunun ya da virüsü bulaştıracağının kanıtı değildir. Güçlü sıhhatli kişinin burun süprüntüsünde pozitif olarak saptanan virüsün hastalık yapacak gücünün, yani virulans gücünün zayıf olduğunun göstergesidir.

Bu nedenle, 2018 yılında Hayykitap'tan yayınlanmış olan *Gerçek Tıbbın 10 Şifresi* adlı kitabımın bir bölümü "Gelecek Bağırsaklardadır" başlığını taşımaktadır.

O halde, sıhhatli bir şekilde yaşayabilmemiz için dost ve sağlıklı mikrobiyomumuzun çoğunlukta olması gerekmektedir.[48, 49]

Peki mikrobiyomumuzu, yani bağışıklık sistemimizi ya da hücresel immün sistemimizi nasıl ve hangi yollarla koruyacağız, bağırsaklarımızda yaşayan dost mikrobiyomun sayısını nasıl artırıp çoğaltacağız?

İşte asıl mesele burada yatıyor...

2011 yılından itibaren *Karatay Diyeti, Karatay Diyeti'yle Yaşam Boyu Sağlık, Karatay Mutfağı, Karatay Diyeti'yle Obezite ve Diyabete Çözüm Var, Karatay Diyetiyle Beslenme Tuzaklarından Kurtuluş Rehberi, Anne Adayları ve Hamileler İçin Karatay Diyeti* ve *Gerçek Tıbbın 10 Şifresi* kitaplarında yazıp anlattığım, milyonların 11 yıldır uyguladığı "Prof. Karatay prensipleri" ile beslenme ve doğal yaşam biçimi, bağırsaklarda yaşayan dost bakterilerin, MİKROBİYOMUN sayısının çoğalmasını sağlamaktadır.

DOST BAKTERİLERİN SAYISININ ÇOĞALMASI ORGANİZMANIN DİRENCİNİ ARTIRIR. Bu nedenle hastalık yapan tüm virüslere, mantar ve bakterilere karşı organizmayı güçlü kılar, organizmanın direncini

[47] Chutkan R. MD, FASGE. The Microbiome Solution. A Radical New Way to heal Your Body from the Inside Out. ISBN 978-I-58333-576-5. 2015.

[48] Francesco A, et al. Microbiome connections with host metabolism and habitual diet from 1098 deeply phenotyped individuals. Nature Medicine (2021).

[49] Pasolli, E. et al. Extensive unexplored human microbiome diversity revealed by over 150,000 genomes from metagenomes spanning age, geography, and lifestyle. Cell 176, 649-662.e20 (2019).

artırır. Virüs ya da bakteri ve mantarlar vücuda girmiş, ya da organizmaya bulaşmış olsalar dahi klinik olarak hastalık belirtileri ortaya çıkmaz.

Mikrobiyomumuzu nasıl korumamız gerekiyor?

Vücudumuzda sıhhatli bir MİKROBİYOM oluşturmak doğal, saf ve temiz beslenme ile mümkün olacaktır.

Şu ürünleri tüketmeyi, kullanmayı bırakacağız

1. Ultra işlenmiş gıdaları; rafine un, rafine şeker, rafine tuz, rafine yağ ve margarinleri tüketmeyeceğiz!
2. Aşırı antibiyotik, ağrı ve ateş düşürücü ilaçları kullanmayacağız!
3. Sentetik kimyasal maddelerden üretilen çamaşır ve bulaşık deterjanlarını, ev temizlik ürünlerini, özetle toksik kokuları aşırı kullanmayacağız!

4. Tarım zehirleri dediğimiz "glifosat" gibi toksik pestisitlere bulaşmaya-cağız, vücudumuza bu yolla üretilen tarım ürünlerinin girmemesine gayret göstereceğiz!

Neden?

Çünkü bu tür gıdalar bağırsak hücrelerini parçalıyor ve mikrobiyo-munu yok ediyorlar! Bağışıklığımızı zayıflatıyor, organizmanın zayıfla-masına, güçsüz kalmasına neden oluyorlar!

Bağışıklık sistemimizin %90'ını oluşturan patojen virüs ve bakterilerin emilerek vücudumuza girmesini doğal olarak engelleyen mikrobiyom hüc-relerinin sayısı bağırsaklarımızda azalıyor ve yok oluyorlar. Sonuç olarak bağışıklık sistemi çöküyor. Savunma mekanizmamızın çalışması mümkün olmuyor. Her türlü bulaşıcı VİRÜS ve BAKTERİ vücudumuza girerek has-talanmamıza neden oluyor. Sıhhatimizi kaybettiğimiz için, kış aylarında soğuk algınlığı ve grip enfeksiyonu sonucu sık sık yataklara düşüyoruz.

Aşırı antibiyotik, ağrı kesici ve ateş düşürücü gibi kimyasal ilaçlar da aşağıda görüldüğü gibi incebağırsakların iç yüzeyini kaplayan tüycük-leri ve hücreleri parçalar. Bağırsak epitel hücrelerinin parçalanması ve azalması/yok olması sonucu bağırsaklarda bulunan mikrobiyomun sayı-sı azalır, bağışıklık sistemi daha da zayıflar ve çöker. Aşağıdaki resimler klasik bağışıklık sisteminin sağlıklı ve çökmüş halinin resmidir.

Resim-1: İncebağırsağı kaplayan hücrelerin solda sağlıklı, sağda ise sağlıksız görüntüsünün resmi!

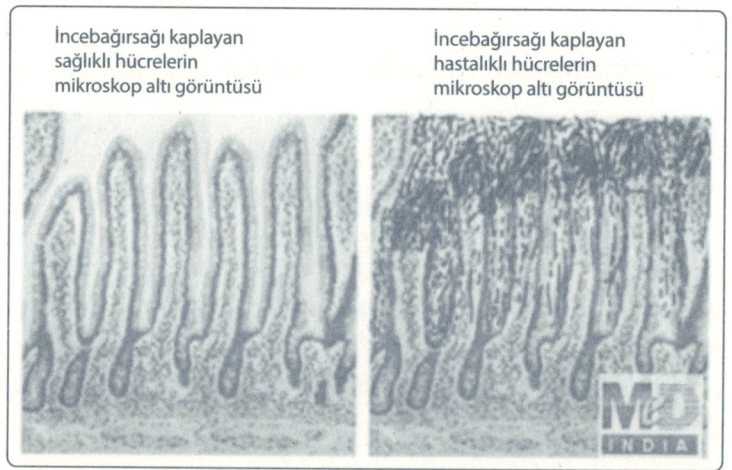

İncebağırsağı kaplayan sağlıklı hücrelerin mikroskop altı görüntüsü

İncebağırsağı kaplayan hastalıklı hücrelerin mikroskop altı görüntüsü

Resim-2: İncebağırsağı kaplayan hücrelerin solda sağlıklı emilim şekli, sağda ise emilim olmadan dışarı atılma şekli yer alıyor.

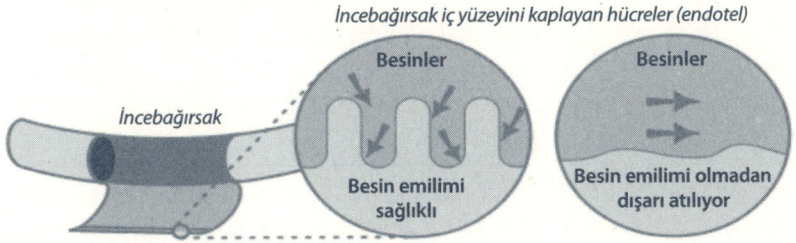

İncebağırsak iç yüzeyini kaplayan hücreler (endotel)

İncebağırsak

Besinler

Besin emilimi sağlıklı

Besinler

Besin emilimi olmadan dışarı atılıyor

Bu nedenle, tüm virüs enfeksiyonlarından korunmak amacıyla bağırsaklarımızda yaşayan canlı dost bakterimizin (MİKROBİYOMUN) sayısını çoğaltarak bağışıklığımızı güçlendirecek olan gerçek ve doğal besinleri tüketmemiz şart oluyor. Başta doğal olan lifli kış sebzeleri geliyor. Liften zengin olmaları, yoğun vitamin ve mineral içerikleri bağışıklığımız için son derece önemlidir.

Sağlıklı beslenme amacıyla besinlerimizi PREBİYOTİK, PROBİYOTİK ve SİNBİYOTİK olarak sınıflara ayırıyoruz.

Prebiyotikler

Bağırsak florası içinde yaşayan yararlı bakterilerin yaşamasını ve çalışmasını sağlar. Başta beyaz lahana olmak üzere lahanagiller, turpgiller, karnabahar, soğan, sarımsak, havuç, kereviz, yerelması gibi lifli kış sebzeleri MİKROBİYOMU BESLEYEN PREBİYOTİK SEBZELERDİR.

Bunların yanı sıra doğal tereyağının, soğuk sıkım zeytinyağının da prebiyotik özellikleri oldukları için ve bağışıklığımızı güçlendirecek A, D, E, K vitaminlerini içerdikleri için tüketilmelerini öneriyoruz.

Ayrıca zeytin, çilek, elma, muz gibi meyveler ve sarımsak, soğan, pırasa, lahana, karanabahar, kereviz, turp gibi sebzeler de prebiyotik özelliktedir.

Probiyotikler

Canlı olan MİKROBİYOM sayısını artıracak canlı bakterileri içeren doğal ev yoğurduna, ev sirkesine, ev turşusu ve turşu suyuna, şirden mayalı peynirlere, doğal yolla mayalanmış ve hazırlanmış tarhanaya PROBİYO-TİK diyoruz. Doğal ve organik olarak tüketilmeleri gereken, bağırsak-larımızda bulunan CANLI DOST BAKTERİLERİN, yani MİKROBİYO-MUN sayısını artırdığından dolayı son derece önemli, olmazsa olmaz besinlerdir.

Önemli not!

Piyasada satılan probiyotik tabletler/kapsüller çeşitli işlemlerden geçi-rilerek üretildikleri için canlı bakteri içermezler. Ayrıca, üretim sırasında birçok toksik kimyasal katkı maddelerinin eklenmiş çeşitlerinin olduğu-nu da hatırlatmak isterim.

Sinbiyotikler

Fermente olmuş kış sebzelerine ve elma, üzüm gibi meyvelerin hakiki fermantasyon yoluyla yapılmış sirkelerine hem prebiyotik, hem de probi-yotik olduklarından dolayı bilim dilinde SİNBİYOTİK adı verilmektedir.

Başta lahana olmak üzere doğal fermente olmuş her türlü sebze, mey-ve ve de otların da tüketilmesi ile MİKROBİYOMUMUZU güçlendire-cektir. Doğal yolla bağışıklık sistemimizin güç kazanmasını sağlamak mümkün olacaktır. Sonuç olarak kış boyu hastalanmayız ve tüm patojen, yani hastalık yapan virüs ve bakterilere karşı koyma gücümüz, kuvveti-miz artmış olur.

Prebiyotik, probiyotik[50] ve sinbiyotik yiyecek ve içeceklerin dışında, beyaz kan hücrelerimizi çoğaltmak ve güçlü kılmak için olmazsa olmaz ana besin maddelerinin başında doğal proteinler gelmektedir. Probiyotik ve prebiyotik besinlerin SARS CoV-2 enfeksiyonunda faydalı olduğu bir-çok bilimsel çalışmada bildirilmiştir.[51, 52, 53, 54]

[50] Conte L, et al. Targeting the gut-lung microbiota axis by means of high-fiber diet and probiotics may have an-ti-inflammatory effects in COVİD-19 infection. Ther Adv Respir Dis. 2020 Jan-Dec;14:1753466620937170.

[51] SantacroceL, et al. Potential beneficial role of probiotics on the outcome of COVID-19 patients: An evolving perspective. Diabetes Metab Syndr. 2021 Jan 13;15 (1):295-301.

[52] Hu J, et al. Review article: Probiotics, prebiotics and dietary approaches during COVİD-19 pande-mic. Trends Food Sci Technol. 2021 Feb; 108:187-196.

[53] Din AU, et al. SARS-CoV-2 microbiome dysbiosis linked disorders and possible probiotics role. Trends Food Sci Technol. 2021 Feb; 108:187-196.

[54] Barengoits E, et al. Consideration for Gut Micrrobiata and Probiotics in Patients with Diabetes Amidst the COVID-19 Pandemic: A Narrative Review. Endocr Pract. 2020 Oct;26(10):1186-1195.

İyi anla!

- Gerek bütün beyaz kan hücrelerimiz (lökositlerimiz), gerek kırmızı kan hücrelerimiz (eritrositlerimiz) ve hücresel immünite sağlayan tüm diğer tüm kan hücrelerimiz, enzim ve hormonlarımız protein ve peptidlerden oluşmaktadır.
- DÜNYAMIZIN ÜZERİNDE PROTEİNLERİN YAPILABİLMESİ, OLUŞMASI İÇİN TEMEL OLAN 20 TÜR ANA AMİNOASİT BULUNMAKTADIR. Bu 20 tür aminoasidin çoğu birbirine benzerlik gösterir ve özelliklerine göre, aile gibi bir grup içinde bulunurlar. Çeşitli aminoasitler arasında pozitif yüklü olanlar, negatif yüklü olanlar, büyük olanlar, küçük olanlar gibi farklılıklar vardır. Farklı olan aminoasitler, aynı lego taşları gibi birçok şekilde birleşerek, organizmada değişik ve çok özel fonksiyonları olan peptidleri ve proteinleri meydana getirirler. 20 tip aminoasidin bu şekilde birleşmesi ve bir araya gelmesi sonucu, insan organizmasında bulunan ortalama 6 milyon düzeyinde değişik tip peptid ve protein oluşur.
- Doğal proteinlerin kaynağının başında, SÜPER BESİNLER olarak adlandırdığımız, DOĞAL BESLENEN VE SERBEST GEZEN TAVUK YUMURTASI ya da ORGANİK SERTİFİKALI YUMURTA ve tabii ki KELLE-PAÇA ve KEMİK SUYU gelmektedir.
- KELLE-PAÇA ve KEMİK SUYU yoğun kollajen, yani peptid ve proteinlerin ana maddesi olan temel aminoasitleri içermektedir.
- SARS-CoV-2 virüs grip enfeksiyonuna karşı organizmayı dayanıklı ve güçlü kılan, güçlü antikorların yapımını çoğaltarak GENEL BAĞIŞIKLIK VE HÜCRESEL İMMÜNİTE SİSTEMLERİNİ, DAYANMA VE SAVAŞMA YETENEĞİNİ ARTIRAN İŞTE BU GERÇEK BESİNLERDİR.
- SARS-CoV-2 virüsüne karşı etkili ve yeterli düzeyde antikorların oluşabilmesi için sağlıklı doğal proteinlerin organizmaya girmesi ya da organizmaya sağlanması, arz edilmesi gerekmektedir.

Kollajen denilen peptid ve protein kaynağı besinlerin faydaları nelerdir?

KOLLAJEN, VÜCUTTA YAPI TAŞI OLAN ÖNEMLİ, TEMEL BİR PROTEİNDİR. BAĞIŞIKLIK SİSTEMİNİ ve HÜCRESEL İMMÜNİTEYİ SAĞLADIĞI VE GÜÇLENDİRDİĞİ BİRÇOK BİLİMSEL ÇALIŞMADA GÖSTERİLMİŞTİR.[55, 56, 57]

[55] Thomas A H, et al. Collgen fragments modulate innate immunity. April 2007. Experimenttal Biology and Medicine 232(3): 406-11.
[56] Postelthwaite AE, Kang AH. Collagen-and collagen peptide-induced chemotaxis of human blood monocytes. J Exp Med 143:1299-1307, 1976.
[57] Fields GB. A model for interstitial collagen catabolism by mammalian collagenases. J Theor Biol 153:585-602, 1991.

Kelle-paça ve kemik suyu, en önemli ve temel bir protein olan doğal kollajen içerir. Kollajen insan ve hayvan vücudunda yüksek oranda (%30-40) bulunan temel bir proteindir. Özellikle cildimizde bulunan kollajen oranı başı çekmekte olup %80 olarak bildirilmiştir.[58]

Kollajen, başta tüm kan hücrelerimiz olmak üzere bağırsak hücrelerimiz, akciğer hücrelerimiz, kalp ve damar hücrelerimiz, gözümüz, kulağımız ve tüm sinir sistemimiz, kemik ve kıkırdak hücrelerimiz ve kaslarımız dahil tüm vücut hücrelerimiz için elzem olan temel aminoasit ve ana protein-peptid kaynağıdır.[59, 60, 61, 62]

Kelle-paça ve kemik suyu (*bone broth*) aynı zamanda doğal hayvansal yağlar, doğal mineral ve vitaminleri de içeren süper besin kaynağıdır. Kış aylarında korkmadan, usanmadan rahatlıkla tüketilmesinin sıhhatli bir bünye sağladığı asırlardan beri bilinmektedir. Yüksek kolesterol fobisi gelişmiş olanlar da rahatlıkla tüketebilirler, çünkü yediğimiz hiçbir hayvansal kaynaklı gıdanın kan kolesterolünü yükseltmediği birçok bağımsız bilimsel çalışma sonucu kanıtlanmıştır.

Kış aylarında hayvansal yağ kaynağı olarak kelle-paça ve kemik suyu tüketmenin önemli bir faydası daha vardır; bağışıklık ve hücresel immüniteyi sağlayan yağda eriyen 4 vitamin de aynı zamanda doğal olarak organizmaya girmektedir.

BAĞIŞIKLIK SİSTEMİMİZ VE HÜCRESEL İMMÜNİTEMİZİN GÜÇLENMESİ VE KUVVETLENMESİ İÇİN ELZEM OLAN BU VİTAMİNLER A VİTAMİNİ, D VİTAMİNİ, E VİTAMİNİ VE K VİTAMİNLERİDİR.

Kelle-paça ve kemik suyu tüketince kolesterol yükselmez mi?

BAĞIŞIKLIK SİSTEMİMİZ VE HÜCRESEL İMMÜNİTEMİZİN ANAHTARI OLAN ANTİKORLARIN GÜÇLÜ, YETERLİ VE ETKİLİ

[58] Hall, DA (ed) (1964) Internetional Review of Connective Tissue Reseaech, Vol2, F. Verzar, Aging of the Collagen Fiber, Academic Press, New York, p. 244.

[59] 2. Elsaid KA, et al. Detection of collagen type II and proteoglycans in the synovial fluids of patients diagnosed with noninfectious knee joint synovitis indicates early damage to the articular cartilage matrix. Osteoarthr Cartil 11:673-680, 2003.

[60] https://www.ncbi.nlm.nih.gov/books/

[61] https://onlinelibrary.wiley.com/

[62] https://www.healthline.com/

OLABİLMESİNDE HÜCRE ZARLARININ TEMEL DİREKLERİNİ OLUŞ-
TURAN KOLESTEROLÜN ROLÜ SON DERECE ÖNEMLİDİR.[63, 64, 65, 66]

Kan kolesterolü düşük olan SARS-CoV-2 hastalarının, bu grip enfek-
siyonunu, sitokin fırtınasını ve sepsis komplikasyonlarını çok ağır geçir-
dikleri gösterilmiştir.[67, 68, 69, 70, 71]

Uzun lafın kısası, yüksek kolesterol her türlü enfeksiyona karşı ko-
ruyucudur. Düşük kolesterol düzeylerinin her türlü enfeksiyon hastalığı
için büyük risk oluşturduğu bildirilmiştir.

STATİN denilen kolesterol düşürücü ilaçların SARS-CoV-2 virüsü-
nün hücrelerin içine girmesini sağlayan, akciğerlerde bulunan ACE2 re-
septörlerinin sayısını artırdığı bilinmektedir.[72, 73]

Aslında ACE2 reseptörleri başta kalp ve damarlar olmak üzere tüm
vücut hücrelerinde bulunmaktadır. Bu nedenle, STATİN ilaçlarını kul-
lanmakta olanlarda, vücutta bulunan tüm ACE2 reseptörlerinin artması
sonucu SARS-CoV-2 virüs grip enfeksiyonu komplikasyonları son derece
ağır geçmektedir.

Doğal ve yoğun kollajen[74, 75, 76] içeren kelle-paça ve kemik suyu, Anadolu-
muz'da asırlardan beri sıhhatli, dinç bir vücut için tüketilmekte olan kadim

[63] Chien JY, et al.. Low serum level of high-density lipoprotein cholesterol is a poor prognostic factor for severe sepsis. Crit Care Med. 2005; 33:1688-1693.
[64] Gruber M, et al.. Prognostic impact of plasma lipids in patients with lower respiratory tract infec-tions-an observational study. Swiss medical weekly. 2009;139:166-172.
[65] Lekkou A, et al. Serum lipid profile, cytokine production, and clinical outcome in patients with severe sepsis. J Crit Care. 2014; 29:723-727.
[66] Chien YF, et al.. Decreased serum level of lipoprotein cholesterol is a poor prognostic factor for patients with severe community-acquired pneumonia that required intensive care unit admission. J Crit Care. 2015;30:506-510.
[67] Kenneth R F, et al. Lipid and Lipoprotein Levels in Patients With Covid 19 Infections. Endotext(ın-ternet). South Dartmouth (MA): MDText.com, Inc.;2000. Nov 2020.
[68] Cirstea M, et al.. Decreased high-density lipoprotein cholesterol level is an early prognostic marker for organ dysfunction and death in patients with suspected sepsis. J Crit Care. 2017; 38:289-294.
[69] Hu X, et al. Declined serum high density lipoprotein cholesterol is associated with the severity of COVID-19 infection. Clin Chim Acta. 2020;510:105-110.
[70] Wei X, et al. Hypolipidemia is associated with the severity of COVID-19. J Clin Lipidol. 2020; 14:297-304.
[71] Fan J, et al. Letter to the Editor: Low-density lipoprotein is a potential predictor of poor prognosis in patients with coronavirus disease 2019. Metabolism 2020; 107:154243.
[72] Yong-Hong Li, et al. Effects of rosuvastatin on expression of angiotensin-converting enzyme 2 (ACE2), vascular ballon injury in rats. J Geriatr Cardiol. 2013 Jun; 10(2): 151-158.
[73] Bourgonje AR, et al. Angiotensin-converting enzyme 2 (ACE2), SARS-COV-2 and pathophysio-logy of coronavirus disease 2019 (COVID-19).J Pathol. 2020 Jul; 251(3):228-248.
[74] https://www.karger.com/
[75] http://www.scielo.br/
[76] https://www.ncbi.nlm.nih.gov/

bir enerji ve şifa kaynağıdır. Uzun süre tok tutan, mide ve bağırsak rahatsızlıklarını ve kabızlığı önleyen ana bir besindir. Doğal ve yoğun kollajen kaynağı olduğundan dolayı, aynı zamanda kas eklem ağrılarını da gidermektedir. Bu bağlamda, ortopedi ameliyatlarından sonra kelle paça ya da kemik suyu önerildiğini de hatırlatmakta fayda var diye düşünüyorum.

Açıkladığım tüm nedenlerden dolayı, senelerden beri eski dünya ve yeni dünya halkları tarafından da yaygın olarak kullanılmaktadır. Doğal ve yoğun kollajen kaynağı olan kelle-paça,[77,78,79] Japonya'da kelle-paça olarak içilmektedir.

Aynı zamanda doğal ve yoğun kollajen kaynağı oldukları için, İngiltere'de sığırkuyruğu çorbası (*ox tail soup*), ABD'de tavuk suyu çorbası (*chiken soup*) ve kemik suyu (*bone broth*) olarak senelerden beri içilmekte ve yemeklere katılmaktadır. Özellikle kış aylarında nezle, grip olan, ağır yemek tüketemeyen ateşli hastalara şifa sağlama amacıyla sık sık içirilmektedir.

İyi anla!

- Ülkemizde endüstriyel amaçla fabrikalarda yetiştirilen tavuklar gerçek ve doğal olmadıkları, kanatlı ya da kanatsız birer yaratık oldukları için, tavuk suyu çorbayı maalesef içemez olduk. Serbest dolaşan ve doğadan beslenen köy tavuğu bulunabilirse, 2-3 saat süre kaynatarak, şifa sağlaması amacıyla doğal ve yoğun kollajen, hayvansal yağ ve mineral kaynağı olan tavuk suyu çorbasını rahatlıkla içebiliriz tabii ki.
- 20 temel AMİNOASİT ve onların oluşturduğu on binlerce PROTEİN ve PEPTİD, başta LÖKOSİT ve LENFOSİTLER olmak üzere tüm beyaz ve kırmızı kan hücrelerimizin, SARS-CoV-2 ile mücadele edecek tüm enzim ve hormonlarımızın, HÜCRESEL İMMÜNİTE sağlayan tüm dokularımızın yapı taşlarıdır.
- Bu nedenle, özellikle kış aylarında doğal ve yoğun kollajen kaynağı olan kelle-paça tüketirsek, sıhhatimizi koruyabiliriz. Kelle-paça içemeyenler, rahatlıkla kemik suyuna yarım limon suyu ve kristal kaya tuzu ekleyerek içebilirler.
- Piyasada son derece popüler olan ve yaygın olarak satışı yapılan kollajen ve protein tozları ve kollajen tabletlerinin kullanılması son derece sakıncalıdır. Kas yapıcı olarak ileri sürülen proteinler toz haline getirilirken birçok kimyasal ve ısıl işlemden geçirildikleri için doğallıklarını kaybederler. Toz haline getirilmiş olan protein tozları ve tabletleri, buna

---

[77] https://foodinsight.org/
[78] https://www.medicalnewstoday.com/
[79] https://www.livescience.com/collagen.html

kollajen tabletleri de dahil, işlem sırasında tüm doğallıklarını kaybederler. Toz ya da tablet haline getirilen proteinlerde, kollajen tabletleri de dahil olmak üzere, doğal hayvansal yağların yerini TRANSYAĞLAR alır ve bu nedenle A, D, E ve K vitaminlerinden de yoksun olurlar. TRANSYAĞLARIN sıhhate olan zararlarını, *Karatay Diyeti, Karatay Diyeti'yle Yaşam Boyu Sağlık, Karatay Mutfağı, Karatay Diyeti'yle Beslenme Tuzaklarından Kurutuluş Rehberi* kitaplarımda detaylı olarak açıklamıştım.

- Kollajen tabletleri, kelle-paça ve kemik suyunun sağladığı doğal kollajeni, doğal hayvansal yağları, mineral ve vitaminleri sağlayamaz.

Süper besin olan yumurtanın faydalarını anlatmakla bitiremeyiz!

Karatay Diyeti adlı ilk kitabımda, süper besin yumurtanın tüm içeriğini detaylı olarak açıklamıştım...

Senelerce, yumurta sarısında bulunan yüksek kolesterol nedeniyle yasaklanan süper besin yumurta sarısının bile birçok doğal mineral, vitamin, yağ ve en sağlıklı kolesterolü içerdiğini açıklamak istiyorum.

Resim-3: Bir yumurta sarısında bulunanlar

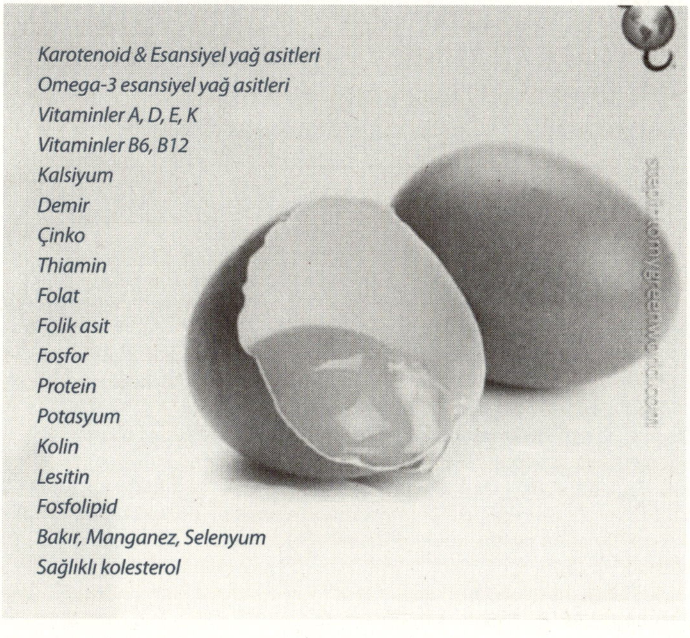

Karotenoid & Esansiyel yağ asitleri
Omega-3 esansiyel yağ asitleri
Vitaminler A, D, E, K
Vitaminler B6, B12
Kalsiyum
Demir
Çinko
Thiamin
Folat
Folik asit
Fosfor
Protein
Potasyum
Kolin
Lesitin
Fosfolipid
Bakır, Manganez, Selenyum
Sağlıklı kolesterol

Yumurta sarısında bulunan kolesterol, direkt olarak kana kolesterol olarak geçmediği için, kalp hastaları da korkmadan ve rahatlıkla tüketebilirler.

Aslında, tüketilen hiçbir besin ve hiçbir yiyecek direkt olarak kan dolaşımına giremez. Mide, bağırsaklar ve karaciğerde ezilir, yıkılır, parçalanır. Etlerde, hayvansal yağlarda ve yumurta sarısında bulunan, tüm insanların korkutulduğu KOLESTEROL de direkt olarak hemen kan dolaşımına girip kan kolesterolünün yükselmesine neden olamaz.

BU YANILGI VE ALGININ YARATILMASI TIP TARİHİNİN GELMİŞ GEÇMİŞ EN BÜYÜK YALANIDIR!

Serbest dolaşan ve doğadan beslenen doğal tavukların yumurtalarının kan kolesterolünü yükseltmediği ve hatta kalp krizini ve şeker hastalığını önlediği birçok bilimsel çalışmada gösterilmiştir.[80, 81, 82]

Bilimsel olan bu çalışmalarda, doğal olan ve bütün olarak tüketilen yumurtanın özellikle kalp hastalıklarını ve şeker hastalığını önlediği açıklanmaktadır.

Ayrıca, yumurta sarısı ile birlikte, yumurtanın akı da son derece önemli temel aminoasitlerin, yani peptid ve proteinlerin temel taşlarının kaynağıdır.[83, 84, 85]

YUMURTANIN BEYAZINDA ASLINDA 9 ADET TEMEL (ESANSİYEL) DEDİĞİMİZ AMİNOASİT BULUNUR. AMİNOASİTLER TÜM PROTEİNLERİN, MİKROBİYOMUN VE LÖKOSİTLERİN, LENFOSİTLER VE TÜM KAN HÜCRELERİNİN, AKCİĞER, KALP, KAS VE KEMİK HÜCRELERİMİZİN TEMEL YAPI TAŞLARIDIR.

[80] Chenxi Q, et al. Association of egg consumption with cardiovascular disease in a cohort study of 0.5 million Chinese adults. Heart 2018; 104: 1756-1763.

[81] Nicholas R F, et al. Effect of a high-egg diet on cardiometabolic risk factors in people with type 2 diabetes: the Diabetes and Egg (DIABEGG) Study-randomized weight-loss and follow-up phase. Am J Clin Nutr 2018; 107: 921-931.

[82] Blesso CN, et al. L. Egg intake improves carotenoid status by increasing plasma HDL cholesterol in adults with metabolic syndrome. Food Funct 2013;4: 213-21.

[83] Gray J, et al. Eggs and dietary cholesterol-dispelling the myth. Nutr Bull 2009;34:66-70

[84] Ballesteros MN, et al.. One egg per day improves inflammation when compared to an oatmeal-based breakfast without increasing other cardiometabolic risk factors in diabetic patients. Nutrients 2015;7:3449-63.

[85] Pearce KL, et al. Egg consumption as part of an energy-restricted high-protein diet improves blood lipid and blood glucose profiles in individuals with type 2 diabetes. Br J Nutr 2011;105:584-92.

Dördüncü Bölüm

"GARGARA YAPMAK" NEDEN ÇOK ÖNEMLİ?

Düzenli "gargara yapmak" ne gibi faydalar sağlıyor?

Salgından önce de salgın sürecinde de ve halen de gargara yapmamızı öneriyorum...

Bu noktada gargaranın önemini açıklamak istiyorum:

1. SARS-CoV-2 virüsü, influenza-A ve influenza-B virüsleri, kısaca her türlü grip virüsü damlacık yoluyla bulaşmaktadır. Son iki yılda bunu bilmeyen, duymayan kalmadı!

2. Damlacık yoluyla bulaşmak demek, ağız, burun, boğaz yolu ile bulaşmak demektir. Yani konuşurken, gülerken, hapşırırken, öksürürken, şarkı söylerken tükürüklerimiz çok ufak damlacıklarla etrafa yayılır.

3. Bir kişinin hastalanması, yani virüsün vücuda girebilmesi için önce AĞIZ-BURUN-BOĞAZ kapılarından vize alması ve geçmesi gerekmektedir. Bunun lamı cimi yoktur.

4. Ellerin yıkanması bu nedenle son derece önem kazanmaktadır. Sık sık ellerimizi ılık su ve zeytinyağlı sabunla yıkamamız bu nedenle önemlidir. *"Ellerinizi yıkamadan ağzınıza, yüzünüze ve burnunuza sürmemelisiniz"* dememizin asıl nedeni, ellerimize bulaşmış olabilecek virüslerin veya bakterilerin, ağız-burun-boğaz mukozasına bulaşmaması içindir.

5. Dezenfektanlar ve antibakteriyel sabunlarla elleri yıkamak ellerde bulunan ve cildimizi koruyan mikrobiyomları da öldürdüğü için, gerek cildimize, gerek tüm vücudumuza zarar vermektedir.

6. Elleri sık sık saf zeytinyağlı sabun ve su ile yıkamak en doğal, en doğru, en ucuz, en kolay ve etkili bir yöntemdir. Elleri yıkama, virüs ve bakterilerin sayısını azaltarak bulaşma gücünü zayıflatıyor, virüslerin virulansını, yani hasta yapabilme olasılığını zayıflatıyor, önlüyor. Bu nedenle, SALGIN BAŞLADIĞINDAN BERİ SÜREKLİ OLARAK BÜYÜK OTORİTELER TARAFINDAN EL YIKAMA ÖNERİLİYOR.

7. TÜM GRİP VİRÜSLERİ DAMLACIK YOLUYLA AĞIZ-BURUN-BOĞAZ'A GİREREK MUKOZALARA YERLEŞİRLER. Mukozalara yerleştikten sonra 3-4 gün süre ile orada kendilerine gelmeye çalışırlar, yani bir kuluçka devri yaşarlar. Üç dört gün geçtikten sonra, yeni ve yabancı ortama adapte olup, toparlanıp güçlendikten

sonra hücrelerin içine girmeye başlarlar. Hücre içinde ve çekirdeğinde bulunan materyalleri kullanarak çoğalmaya başlarlar. Bu süre 3-4 gün kadardır ve en çok yayılma ve bulaşma, farkında olmadan ilk 3-4 içinde gerçekleşmektedir.

8. İŞTE KRİTİK OLAN BU İLK 3-4 GÜN İÇİNDE ÖZELLİKLE "GARGARA YAPIN" DİYE ISRAR EDİYORUM!

9. Elleri sık sık yıkama son derece önemli oluyor da, aynı şekilde dışarı ile sürekli teması olan AĞIZ-BURUN-BOĞAZ mukozasının yıkanması neden alay konusu oluyor veya basite indirgeniyor? Bilgi eksikliği ya da yetersizliği mi söz konusu acaba?

10. Virüs ve bakterilerin alkali ortamda çoğalamadıkları ve yaşamadıkları birçok bilimsel çalışma ile gösterilmiştir.

11. Karbonatlı ve tuzlu su virüsleri öldürdüğü için, gargara yaptıktan sonra etrafa saçtığımız damlacıklarda canlı SARS-CoV-2 virüsü bulunmayacaktır. Bulunsa dahi, yoğunluğu azalmış, viral gücü zayıflamış olduğundan dolayı gribal enfeksiyon yapabilme etkisi çok azalmış olacaktır.

12. İşte bu nedenle, alkali sular ile GARGARA YAPMAYI öneriyorum. AĞZI-BURNU-BOĞAZI alkali etkili DENİZ SUYU, alkali etkili TUZLU SU ya da alkali etkili BİKARBONATLI SU veya alkali etkili ELMA SİRKELİ SU İLE ÇALKALAMAK, YIKAMAK, BURNA ÇEKMEK ile virüslerin daha kapıda iken sayılarını azaltarak çoğalmalarının önünü kesmek mümkündür.

13. SİRKE aslında doğal asetik asit olduğu halde, yüksek miktarda K+ iyonu içermektedir. Bu nedenle, aynı LİMON gibi organizmaya girdiği zaman ASİT/ALKALİ dengesini düzenler ve ALKALİ etki gösterir.

14. Kalabalık evlerde yaşamak zorunda kalan aile bireyleri GARGARA yaparak, hastalanma ve bulaşma riskini rahatlıkla azaltabilirler veya yok edebilirler. Tüm ev halkının evlerinde, iş yerlerinde kolayca uygulayacağı, sonsuz faydasının yanında hiçbir zararı gösterilmemiş bütün kış enfeksiyonlarından koruyan basit bir uygulamadır.

15. O halde, neden ağzı-burnu-boğazı alkali olan deniz suyu, tuzlu su, bikarbonatlı su ya da elma sirkesi ile çalkalamayı/gargara yapmayı, burna çekmeyi önerdiğimde bilim dünyasından bazı isimler bundan rahatsız oluyor?

16. ALKALİ OLAN AĞIZ-BURUN-BOĞAZ MUKOZALARI, SARS-CoV-2 VİRÜSÜNE veya DİĞER GRİP VİRÜSLERİNE MARUZ KALMIŞ OLSA BİLE O VİRÜSLER ÇOĞALMA ORTAMI BULAMAZLAR, HAYATTA KALAMAZLAR VE DE HÜCRE İÇLERİNE GİREMEZLER. Çoğalamadıkları için sayıları azalacağından viral yükleri de zayıflar, bulaşma ve yayılma hızı ve güçleri düşer. Bu bağlamda gargara, maskeden daha öncelikli ve daha etkin bir korunma yöntemidir.

17. Maske, biz hastaysak, AĞIZ-BURUN-BOĞAZ mukozamızda, yani tükürüğümüzde bulunan virüs ve bakterilerin, hapşırdığımız, konuştuğumuz, öksürdüğümüz, şarkı söylediğimiz zaman yakınımızda bulunan kişilere bulaşmasını ve çevreye yayılmasını önlemek için kalabalık ve kapalı ortamlarda kullanılmalıdır.

18. Senelerce binlerce koroner anjiyo yapmış, kalp pili takmış, koroner yoğun bakımda maske takarak çalışmış bir hekim olarak, maskenin neden takılması gerektiğini açıklamak istiyorum. Maalesef maske bizleri SARS-CoV-2 virüs grip enfeksiyonundan korumuyor. Korkudan 3-4 kat maske takanların da SARS-CoV-2 grip enfeksiyonu geçirdiklerini gördük ve de yaşıyoruz. Ayrıca canlı virüsler nemlenmiş olan maskelerde daha da çoğalma imkânı bulabiliyor.

19. Maske takan kişiler kendi soludukları karbondioksiti nefes alırken vücutlarına geri almış oluyorlar. Bu kişilerin kan oksijen değerlerinin düştüğü, yani tıp dilinde HİPOKSİ dediğimiz, oksijen azlığı yaşadıkları çalışmalarla bildirilmiştir.

20. Açık havada fizik mesafeye (1,5-2 metre) dikkat ederek maske takmaya gerek yoktur. Kapalı ve kalabalık ortamlarda çok uzun süre kalmamak şartıyla, önlem olarak takılmalıdır.

21. Hatırlatmak isterim ki, hasta iseniz, ateşiniz varsa, hapşırıp öksürüyorsanız, burnunuz akıyorsa, maske ile bulaşmayı ve yayılmayı kısmen önleyebilirsiniz. Ancak hiçbir maskenin VİRÜSLERİ öldürdüğü henüz gösterilmemiştir. Ayrıca, hasta iseniz, ateşiniz varsa, hapşırıp öksürüyorsanız, burnunuz akıyorsa, zaten evden dahi çıkmamamız, kendinizi izole etmeniz gerekmiyor mu?

22. Başta SARS-CoV-2 virüs "grip" enfeksiyonu olmak üzere tüm grip, pnömoni ve influenza enfeksiyonlarının çevremize bulaşmasını önlemenin altın kuralı, grip olduğumuz zaman evde kendimizi izole

etmek, ortalıklarda dolaşmamaktır. Bol bol kelle-paça ve kemik suyu tüketmektir.

23. Virüsleri öldüren, bikarbonatlı sudur, tuzlu sudur ve sirkeli sudur. Ve de alkali su ile gargaradır. Bu bağlamda, %100 koruyucu olan gargaradır. Yanlış anlaşılmasın sakın ha! Gargara da yapılacak, fiziki mesafeye de dikkat edilecek, aynı zamanda kalabalık yerlerde maske de takılacak ve tüm diğer tedbirlere de harfiyen uyulacak, başka çaremiz yok!

24. Açık havada, kalabalığa katılmadığımız sürece maske takmanın bir yararı yoktur. Maske takarak yürüyüş yapanlarda HİPOKSİ (kanda oksijen azalması) oluşmakta ve kişinin sıhhatini bozmaktadır.

İŞTE BU ÖNEMLİ NEDENLERLE ISRARLA "GARGARA YAPIN" DİYORUM!

BU CİDDİ BİR ÖNERİDİR!

GARGARAYA GETİRMEYELİM LÜTFEN!

Eski çağlarda salgınlara karşı nasıl önlem alınıyordu?

İnsanlık asırlardan beri salgın hastalıklarla yaşamakta ve savaşmaktadır. Salgın hastalıklar 1400 yılında da vardı, 1918 yılında da vardı, 2000'li yıllarda da vardı.

2020 yılında yaşadığımız SARS-CoV2 salgını da asırlardır yaşanan salgınların devamıydı aslında.

Sabuncuzade'nin 1400'lü yıllarda salgın hastalıklardan korunmak amacıyla sıraladığı öneri ve uygulamalardan farklı yeni bir öneri, bugüne kadar getirilememiştir.[86]

Bütün salgın hastalıktan korunmanın asırlardır 3 temel ilkesi bulunmaktadır:

1. HER TÜRLÜ ÖNLEMİ ALMAKLA MÜMKÜNDÜR.

2. TİTİZLİKLE KENDİNİ KORUMAK KOLLAMAKLA MÜMKÜNDÜR.

3. BAĞIŞIKLIK SİSTEMİNİ GÜÇLENDİRMEKLE MÜMKÜNDÜR.

---

[86] Sabuncuzade Şerafettin Efendi. Mücerrebname. Süleymaniye Ktl. Nr. 3619,vr 44b.

Dile kolay, 60 yılını tıp dünyasında geçirmiş, ömrünü halk sağlığına adamış iç hastalıkları ve kardiyoloji uzmanı bir hekim olarak bu amaçla *Karatay Diyeti, Karatay Diyeti'yle Yaşam Sağlık, Karatay Mutfağı, Karatay Diyeti'yle Obezite Diyabete Çözüm Var, Karatay Diyeti'yle Beslenme Tuzaklarından Kurtuluş Rehberi, Anne Adayları ve Hamileler İçin Karatay Diyeti, Gerçek Tıbbın 10 Şifresi* ve elinizdeki *Karatay Sözü* adlı toplam 8 kitap kaleme aldım.

Ayrıca *Karatay Diyeti'yle Yaşam Boyu Sağlık, Karatay Mutfağı, Karatay Diyeti'yle Obezite ve Diyabete Çözüm Var* adlı 3 kitabımın Türkçe olarak ABD Harvard Üniversitesi Kütüphanesi'ne de kabul edilmesinin sevincini ve gururunu yaşadım...

Yüzlerce halk konferansı verdim, televizyon programlarında halka bağışıklık sistemlerini güçlendirip sıhhatli kalmaları amacıyla açıklamalar yaptım. MÖ beşinci yüzyılda hekimlerin babası olan HİPOKRAT'ın dediği gibi, ilk ve en temel görevi yerine getirdim ve getirmeye devam ediyorum.

Gerçek bir hekimin iki temel görevi vardır:
1. SIHHATİ KORUMA
2. ZARAR VERMEME

Senelerden beri bu nedenle halkımızın bağışıklık sistemini güçlendirmek ve sağlığını korumak amacıyla önerilerimi açıklıyorum...

SABUNCUZADE-1400	KARATAY-2020
1. Ellerini güzelce yıka	1. Doğal sabun ile el yıka
2. Kalabalığa girme	2. Kalabalığa karışma
3. Uzaktan selamlaş	3. Fiziki uzaklığa (1,5-2 m) dikkat et
4. İyi ye, iyi iç	4. Mevsiminde doğal beslen, hareket et
5. Hasta isen yat	5. Hasta isen istirahat et
6. Dışarı çıkma	6. Kişisel izolasyona dikkat et
7. Dışarı çıkacaksan yüzünü ört	7. Dışarıda kapalı alanda maske tak

Sabuncuzade Şerafettin Efendi, 14. yüzyılda yaşamış bir hekimdir.

Resim-4: Sabuncuzade Şerafettin Efendi'nin *Mücerrebname* kitabından salgın hastalık günlerinde yapılacaklar

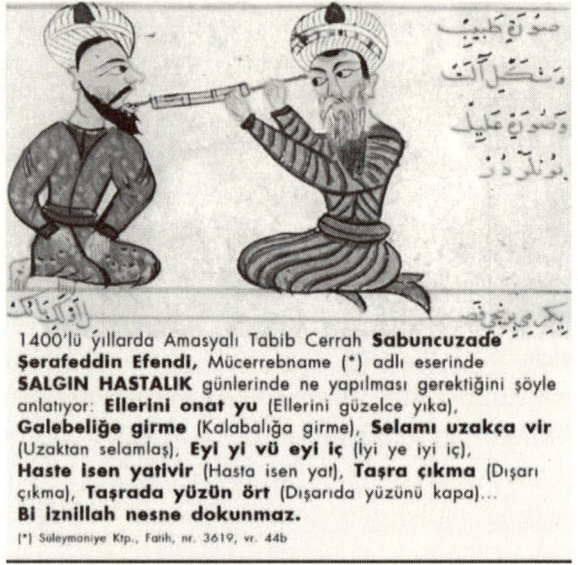

1400'lü yıllarda Amasyalı Tabib Cerrah **Sabuncuzade Şerafeddin Efendi,** Mücerrebname (*) adlı eserinde **SALGIN HASTALIK** günlerinde ne yapılması gerektiğini şöyle anlatıyor: **Ellerini onat yu** (Ellerini güzelce yıka), **Galebeliğe girme** (Kalabalığa girme), **Selamı uzakça vir** (Uzaktan selamlaş), **Eyi yi vü eyi iç** (İyi ye iyi iç), **Haste isen yativir** (Hasta isen yat), **Taşra çıkma** (Dışarı çıkma), **Taşrada yüzün ört** (Dışarıda yüzünü kapa)... **Bi iznillah nesne dokunmaz.**

(*) Süleymaniye Ktp., Fatih, nr. 3619, vr. 44b

Sabuncuzade Şerafettin Efendi'nin önerilerine ben de şunları ekliyorum:

- İYİ UYU
- AÇIK HAVADA YÜRÜ
- DENİZDE YÜZ
- Deniz suyu ALKALİDİR ve İYOTLUDUR. SODYUM-BİKARBONAT İLE İYOT solüsyonu bir arada kullanıldıkları zaman, geniş spektrumlu bir antimikrobiyal, yani geniş spektrumlu bir antibiyotik olarak etki gösterdiği bildirilmiştir.[87]
- Bu nedenle, BAŞTA SARS-COV2 VİRÜSÜ OLMAK ÜZERE, HİÇBİR VİRÜS VE BAKTERİ DENİZ SUYUNDA YAŞAYAMAZ, ÇOĞALAMAZ VE ÖLÜR.
- SODYUM BİKARBONATLI SU ile GARGARA yapıldığında, ya da diş hekimlerinin önerdiği gibi ağız sık sık çalkalandığında, ağızda oluşacak asiditeyi önleyerek virüs ve bakterileri yok eder. Bu bağlamda, dişlerde çürümeyi önler, dişeti hastalıklarını ve ağız kokusunu önler. Yani, genel olarak ağız-boğaz sağlığı ve diş hijyeni için kullanılacak önemli bir tuz solüsyonudur.

---

[87] Dr. Mark Sircus. Sodium bicarbonate. Nature's unique first aid remedy. ISBN 978-0-7570-0394-3. 2014 USA.

- AĞIZ GARGARASININ SARS-CoV-2 VİRÜSÜNÜ 30 SANİYEDE ÖLDÜRDÜĞÜ BİRÇOK ARAŞTIRMA İLE GÖSTERİLMİŞTİR.[88, 89]
- Kulak burun boğaz (KBB) uzmanlarının yapmış oldukları son çalışmalarda, özellikle İYOTLU SUYLA GARGARA yapılmasının ya da İYOTLU SUYUN BURNA SIKILARAK BURNUN YIKANMASININ da SARS-CoV-2 virüs yükünü azalttığı gerek laboratuvar çalışmalarında gerek randomize klinik araştırmalarla açıklanmıştır.[90, 91]
- Bu bağlamda aynı KBB araştırmacıları, ayrıca SARS-CoV-2 testi yüksek derecede pozitif bulunan kişilerde tuzlu suyla burun yıkanmasının ya da burna tuzlu çekilmesinin de pandemi süresinde virüslerin sayı ve yoğunluğunu azalttığını bildirmişlerdir. Bu hastaların hiçbirinin hastaneye yatmadıkları ve yalnız tuzlu ile burunlarını yıkamaları sonucunda SARS-CoV-2 testlerinin negatif çıktığı gösterilmiştir.[92]

İngiltere Cardiff'te yapılan bir çalışmada, gargara için şu tespitler yapılmıştır:

- Setilpiridinyum klorit (*ceyridinium*) yüzde 0,07 oranında ve daha birçok kimyasal karışımlı ağız yıkama sıvıları kullanılmıştır. Bu solüsyonlarda doğal olmayan, ağız mukozasından emilim yoluyla kana bulaşacak, çok az oranda olsa dahi hücrelerimize yabancı birçok kimyasal madde bulunmaktadır. Ağız çalkalamada kullanılan, saydığımız bu çeşitli kimyasal solüsyonlar tamamen doğal olan bikarbonatlı ve tuzlu suyun yerini alamazlar.[93, 94]

[88] Xu C et al. Differential effects of antiseptic mouth rinses on SARS-CoV-2 infectivity in vitro. Clin Oral Investig 2020 Aug;24 (8):2925-2930. doi: 10.1007/s00784-020-03413-2.

[89] Bidra as. Et al. Clin Oral Investig. Rapid In-Vitro Inactivation of Severe Acute Respiratory Syndrome Coronavirus 2 (SARS-CoV-2) Using Povidone-Iodine Oral Antiseptic Rinse. 2020 Jul;29(6):529-533. doi: 10.1111/jopr.13209. Epub 2020 Jun 16.

[90] Frank S, et al. In vitro efficacy of a povidone-iodine nasal antiseptic for rapid inactivation of SARS-CoV-2. JAMA Otolaryngol Head Neck Surg. 2020;146(11):1-5.

[91] Jeremy Guenezan, MD, et al. PovidoneIodineMouthwash, Gargle, andNasal Spray to ReduceNasopharyngeal Viral Load in Patients With COVID-19: A Randomized Clinical Trial. JAMA Otolaryngology-Head & Neck Surgery Published online February 4, 2021.

[92] Farrell NF, et al.. Benefits and safety of nasal saline irrigations in a pandemic-washing COVID-19 away. JAMA Otolaryngol Head Neck Surg. 2020;146(9):787-788.

[93] F Carrouel. et al. Antiviral Activity of Reagents in Mouth Rinses against SARS-CoV-2. J Dent Res. 2020 Oct 22;22034520967933. doi: 10.1177/0022034520967933.J Dent Res

[94] Stephen RC, et al. Considerations for povidone-iodine antisepsis in pediatric nasal and pharyngeal surgery during the COVID-19 pandemic. Am J Otolaryngol Nov-Dec 2020;41(6):102737. doi: 10.1016/j.amjoto.2020.102737. Epub 2020 Sep 19.

- Diş hekimleri ve anestezi uzmanları, senelerden beri enfeksiyonları önlemek amacıyla, her girişim sırasında ağızda bulunan bakteri ve virüsleri öldürmek, hastaları korumak amacıyla ağzı ve boğazı çalkalamayı önermektedirler. Diş hekimlerinin ve KBB uzmanlarının önerdiği ağız çalkalama solüsyonlarında da birçok kimyasal madde ile birlikte bikarbonat bulunmaktadır.[95, 96]
- SARS-CoV-2 virüsünün bulaşmasını önlemek amacıyla diş fırçalamanın ağız hijyeni için faydalı olduğu da ayrıca bildirilmiştir.[97]

[95] Frank s. et al. Povidone-Iodine Use in Sinonasal and Oral Cavities: A Review of Safety in the COVID-19 Era. Ear Nose Throat J. 2020 Nov;99(9):586-593. doi: 10.1177/0145561320932318. Epub 2020 Jun 10.PMID: 32520599 Review.

[96] Pelltier JS, et al. Efficacy of Povidone-Iodine Nasal and Oral Antiseptic Preparations Against Severe Acute Respiratory Syndrome-Coronavirus 2 (SARS-CoV-2). Ear Nose Throat J 2020 Sep 21;145561320957237. doi: 10.1177/0145561320957237.

[97] Valerie B O'Donnel., et al. Potential Role of Oral Rinses Targeting the Viral Lipid Envelope in SARS-CoV-2 Infection. *Function*, Volume 1, Issue 1, 2020, zqa 002. https://doi.org/10.1093/function/zqaa002.

Beşinci Bölüm

SODYUM BİKARBONAT, SAĞLIKLI BİR VÜCUT İÇİN NEDEN OLMAZSA OLMAZ?

Sodyum bikarbonat nedir, ne işe yarar?

Sodyum bikarbonat, idrarı alkali kılan, kullanılması oldukça basit olan ucuz bir tuz çeşididir. Karbonik asidin monosodium tuzu olan SODYUM BİKARBONAT, temel fizyolojik düzeyde etkisinden dolayı önemli bir tıbbi üründür. Hayat kurtarıcı bir ilaç olarak, yıllardan beri acil servislerde kullanılmaktadır.

Aynı zamanda da kan pH değerini >7,1'in üzerine çıkarmak, diğer bir deyişle organlarımızın asidik kalmasını önlemek amacıyla yaygın bir şekilde kullanılmaktadır. Bu bağlamda, örneğin mide asiditesini nötralize ederek hazmı kolaylaştırmak için kullanılır. Ayrıca kan ve idrar asiditesini nötralleştirmek için birçok sodyum bikarbonatlı solüsyon, ağız çalkalamak veya gargara yapmak amacıyla da kullanılmaktadır.

İnorganik ve güçlü bir alkali olan SODYUM BİKARBONATIN virüsleri yok etmesinin temel özelliği, kimyasal formülünde yer alan alkali özellikteki BİKARBONAT İYONUDUR (HCO_3), yani formülde bulunan, herkesin korktuğu SODYUM ($Na+$) İYONU değildir.

BİKARBONAT İYONU (HCO_3) pH değeri > 7,5, yani oldukça yüksek olduğu için alkalidir.

ALKALİ ortamda virüs ve bakterilerin hayat bulamadıkları ise birçok bilimsel çalışma ve kanıtlarla açıklanmıştır.

SODYUM BİKARBONATIN DOĞAL BİR ANTİSEPTİK ÖZELLİĞİ DE VARDIR VE BU SON DERECE ÖNEMLİDİR.

Antiseptik ne demektir?

ANTİSEPTİKLER, cilt ve ağız mukozası gibi canlı dokularda enfeksiyona neden olan, hastalık yapan, mikrop ve virüs gibi patojonlerin çoğalmasını engelleyen antimikrobiyal maddelerdir.

Antiseptik maddeler, etkileri açısından antibiyotiklerden oldukça farklıdırlar. ANTİSEPTİKLER, virüs ve bakterileri yok etmek için lenfatik sistem ve dolaşımda, yani beyaz kan dolaşımında bulunurlar ve bu yolla tüm organizmaya yayılırlar. Bu nedenle, işlevleri ve fonksiyonları antibiyotiklerden çok farklıdır.

ANTİSEPTİKLERİN bir kısmı da mikropları yok ederler, bunlar bakterisid, yani bakterileri öldüren ANTİSEPTİKLERDİR.

Bir kısım ANTİSEPTİKLER DE patojen olan bakteri ve virüsleri öldürmez, çoğalmalarını ve üremelerini durdururlar; çoğalmalarını inhibe edip sayılarını azaltarak, virulans güçlerini kırarak hastalık yapma güçlerini zayıflatırlar.

İkinci Dünya Savaşı'ndan sonra, 1947 yılında, ünlü İngiliz Tıp Dergisi *British Medical Journal*'da (BMJ), Polonyalı Dr. Hedda Gorz'un, Storrington Hastanesi'nde ve sahra hastanelerinde NaH CO3'lı solüsyonlarla yaptığı uygulamaları yayınlanmıştır: *"İki ay süre ile bodrum ve çatı katlarında en kirli, bakımsız ortamda, bombalanmış binalardan kurtarılmış bomba tozlarına bulaşmış, kirli açık yaralı hastaları tedavi etme zorunluluğunda kaldık. Ne bir ilacımız vardı, ne de suyumuz vardı. Gerek ameliyat için gerek açık yaraları temizlemek amacıyla yalnız elimizde bulunan, %5 oranında SODYUM BİKARBONAT solüsyonunu kullandık ve mükemmel sonuçlar elde ettik. Çalışanların tahammül edemediği, operatörlerin tahammül edemediği ağır kokulu açık yaralar ve akciğer enfeksiyonlarının dayanılmaz kokularını sodyum bikarbonat solüsyonu ile giderebildik..."* demiştir.[98]

SODYUM BİKARBONAT solüsyonunun 1947 yıllarında bir ANTİSEPTİK olarak kullanıldığı böylece açıklanmıştır.

Açık ve ağır yaralarda kokuların giderilmesi, koku üreten bakteri ve virüslerin faaliyetlerinin engellenmiş ve durdurulmuş olduğunun bir kanıtıdır. Açık yaralarda oluşan bakteri, mantar ve virüs gibi patojen mikropların faaliyetlerinin ilerlemediğinin bir kanıtı olarak kabul edilmelidir.

Peki, alkali ortam neden sıhhatli bir ortamdır?

1943 doğumluyum, 79 yaşındayım ve ortalama 60 yıldır bilfiil tıp sanatını icra etmekteyim. Senelerce acil serviste ve koroner yoğum bakımda hayat kurtarmış, kardiyo-pulmoner canlandırma, yani CPR uygulamış kardiyolog bir hekim olarak altını çizmek istiyorum...

Sodyum bikarbonat ampul (kimyasal formülü $NaHCO_3$) genel bir şekilde, dünya çapında acil CPR durumlarında, yani canlandırma durumlarında hayat kurtaran, kalp durmalarında uyguladığımız, elimizin altında bulunan en önemli doğal bir tuzdur. Yoğun bakım ünitelerinde, ölümü

---

[98] GORZ. Hedda: Sodium bicarbonate as antiseptic, BMJ,: 844. July-Dec., 1947.

önlemek amacıyla CPR uygulanıyorken, intra-kardiak ve IV olarak sık sık kullanılmaktadır.

SODYUM BİKARBONAT solüsyonları perfüzyon olarak damar yolu (IV) ile ve kalp içi olarak kullanıldığında, ilaç diye adlandırılsa da, doğada en çok bulunan ve çeşitli amaçla kullanılan faydalı yaygın kristal bir tuzdur.

Dr. Corinne M P Boysee ve arkadaşları, bilimsel tıp dergisi *Chest*'te yayınladıkları çalışmalarında, astım gibi solunum güçlüğü olan hastalara intra venöz yolla SODYUM BİKARBONAT perfüzyonu yaptıklarını bildirmişlerdir. Alkali olduğu için, SODYUM BİKARBONAT perfüzyonu sonucu hastalarında bronş spazmının çözüldüğünü ve hastaların rahat nefes almaya başladıklarını açıklamışlardır.[99]

Sodyum bikarbonatı nasıl kullanabiliriz?

Öncelikle burada açıkladığımız önerilerin hiçbiri tedavi amaçlı değildir ve SARS CoV-2 virüs enfeksiyonundan korunma, bulaşmayı azaltma amaçlı genel uygulama biçimine örnek olarak bilgilendirme amacı ile yapılan açıklamalardır. Rahatsızlığı ve herhangi bir şikâyeti olan kişilerin bu konuda kendi hekimlerine danışmaları gerekmektedir.

Sodyum bikarbonatı, vücut sağlığı için üç yöntemle kullanabiliyoruz:
1. Sodyum bikarbonat ampul formu IV yolla, yani damar içine ya da kalp içine enjekte edilerek yoğun bakım ünitelerinde ve acil servislerde ilaç olarak kullanılmaktadır.
2. Sodyum bikarbonat toz formu su ile karıştırılarak solüsyonu oral yolla, yani ağız yoluyla kullanılabilir. Gargara yapılabilir.
3. Sodyum bikarbonat toz formunu yine su ile karıştırarak transdermal dediğimiz, ciltten emilim yoluyla rahatlıkla kullanmak mümkündür. Eller ve ayaklar karbonatlı suda dinlendirilebilir.

Evlerde, fabrikalarda, iş yerlerinde, okullarda ve benzeri mekânlarda kolaylıkla uygulanabilecek basit yöntemleri açıklamak istiyorum...

---

[99] Corinne M P Buysse, et al. Lifee-threatening asthma in children: treatment with sodium bicarbonate reduces PCO2. Chest 2005 Mar; 127(3):866-70.doi: 10.1378/chest.127.3.866.

Oral yolla kullanma: Sodyum bikarbonat solüsyonu hipertonik (yüksek konsantrasyonlu) bir sıvıdır. Gün boyunca rahatlıkla, her yerde ve mekânda kullanılma imkânı vardır. Kan ve idrar pH'sını bir an önce yükselterek sıhhat açısından büyük avantaj sağlamaktadır. Oral yolla alındığında, kan pH'sını kısa sürede yükselttiği birçok çalışma ile gösterilmiştir.[100] Asırlardan beri Avrupa kaplıcalarında cilt hastalıkları, mide ülserleri, kolit, kronik kabızlık gibi kronik bağırsak hastalıklarının iyileşmesinde bikarbonatlı su içilmektedir.

FORMÜL-1:

Açıklayacağım bu formülü, özellikle SARS CoV-2 VİRÜSÜ (+) çıkan kişiler ya da herhangi bir soğuk algınlığı belirtisi başlangıcı olan kişiler, enfeksiyonun ilerlemesini önlemek amacıyla evlerinde rahatlıkla uygulayabilirler.

Malzeme ve Hazırlama
1. 120 ml su (ortalama 1 bardak su)
2. 1 tatlı kaşığı kadar (1 English spoon) SODYUM BİKARBONAT (İngiliz karbonatı) iyice eritilir ve içine yarım limon sıkılıp AÇ KARNINA içilir.

Notlar
- Sodyum bikarbonatlı su aç karnına içilir, tok içildiği zaman karın ağrısı yapabilir!
- 24 saat içinde, en fazla 5 veya 7 kez sodyum bikarbonatlı su içilebilir. Maksimum dediğimiz bu doz, 2 hafta süreden fazla kullanılmamalıdır.
- 60 yaşının üstünde olan kişilerin 24 saatte 3 defadan fazla içmemeleri gerekmektedir. Ya da hekimlerine danışarak, hekimlerinin kontrolü altında uygulamalarını tavsiye ederim.
- Şunu da açıklamak isterim ki, 1 tatlı kaşığı sodyum bikarbonat 616 mg, yani (0,616 gr) sodyum içermektedir.
- Ayrıca, saflaştırılmış tuz olan rafine sofra tuzunda bulunan sodyum (NaCl), sodyum bikarbonatın formülünde yoktur. Yani sodyum bikarbonat, rafine NaCl tuzunu içermez.

---

[100] www.earthclinic.com/Remedies/molsses.html

- Saf NaCl içermeyen SODYUM BİKARBONAT, kan tuzu olan sodyum klorürü ve tansiyonu yükseltmez.
- AŞIRI TUZ FOBİSİ GELİŞMİŞ OLAN ÜLKEMİN İNSANLARININ KORKMASI GEREKMEZ, İÇLERİ RAHAT ETSİN LÜTFEN.
- Oral yolla alınan sodyum bikarbonat kan ve idrar pH'sını yükselterek kanı ve idrarı alkali yaptığı için, sık sık hastalanmaları da engeller, hasta olup yataklara düşmenin önünü keser, tansiyonu da yükseltmez. Mide yanması, aşırı gaz, şişkinlik, kabızlık gibi akut ya da kronik sindirim sistemi bozukluklarını da giderir.
- Bütün işverenlere sesleniyorum, lütfen küçümsemeyin, iş gücünü azaltmama ve güçlendirme adına, en ucuz bir yöntemle, tüm çalışanlarınızın bikarbonatlı su içmelerini sağlayın. Çalışanlarınız sık sık hastalanmayacak, sıhhatli ve verimli bir şekilde işlerinin başında olacaklardır.

FORMÜL-2:

Malzeme ve hazırlama

1. Bir taze limon, bir su bardağına sıkılır.
2. 1 tatlı kaşığı kadar (1 English spoon) SODYUM BİKARBONAT (İngiliz karbonatı) limon suyuna eklenir ve karıştırılır (karıştırırken köpürme ve kabarma olacaktır). Köpürme bitinceye kadar yavaş yavaş karıştırılır.
3. Bu karışıma 60 ml (yarım bardak) su eklenir.
4. Bir günde iki defa, sabah-akşam AÇ KARNINA içilir.

Notlar

- ABD Tarım Bakanlığı, ortalama 48 gramlık bir limon sıkıldığı zaman içinde bulunan doğal mineral ve vitamin miktarlarını aşağıdaki listede bildirmiştir. Daha önce de belirtmiş olduğum gibi, aynen sirke gibi potasyum içeriği yüksek olduğu için, limon suyu da organizmaya girdiği anda alkali etkisi ortaya çıkmaktadır.
- Limonun senelerden beri bilinen sağlığa olan faydaları, doğal C vitamini içeriğinin yanı sıra vücutta alkali bir ortam sağlamasından kaynaklanmaktadır.

48 gramlık bir limon sıkıldığında, limon suyu ile vücudumuza giren sağlıklı mineral ve vitaminlerin listesi aşağıda verilmiştir:

- 10,6 kalori
- 18,6 miligram (mg) vitamin C
- 9,6 mikrogram (mcg) folat
- 49,4 mg potasyum
- 0,01 mg vitamin B-1
- 0,01 mg vitamin B-2
- 0,06 mg vitamin B-5

Kan ve hücrelerin pH değeri düştükçe, yani hücrelerimiz ASİDİK bir ortama maruz kaldıkça, vücudumuzda SARS CoV-2 virüsü dahil her türlü grip virüsü, bakteri ve mantar enfeksiyonlarının başlamasına uygun bir ortam sağlanmış olur. Organizmanın temel fabrika ayarları bozulmuş olur, üretim durma noktasına gelir ve fabrika kapanır, yani sıhhatimizi kaybederiz ve hastalıklar başlamış olur.[101]

SIHHATİMİZİ KORUMAK, SIHHATLİ BİR YAŞAM SÜRDÜRMEK KENDİ ELİMİZDEDİR, KİMSENİN ELİNDE DEĞİLDİR.

Tablo-3: pH seviyesi

Hastalık   7   Sağlık

İyi anla!

- BİKARBONAT (HCO3), sıhhatli bir insan vücudunda, başta pankreas olmak üzere, böbrek ve midede sürekli olarak üretilmektedir. Organizmanın asit olmasını önleyen tampon görevi olan doğal bir tuzdur. Amaç, organizmanın asit/alkali dengesinin sağlıklı sınırlar içinde kalmasını sağlamaktır.

---

[101] pH Imbalance: Acidosis, Alkalosis, Diagnosis, and Treatment. *www.healthline.com* › health. ph-imbalance.

- SODYUM BİKARBONAT insan vücuduna girdiğinde, kanımızın, idrarı-mızın, tüm vücut sıvılarımızın ve de tüm hücrelerimizin hızlı bir şekilde asit ortamdan alkali ortama dönüşmesini sağlar.
- SODYUM BİKARBONAT, kanımızı alkali kılan, yani kanımızın pH de-ğerinin dengelenmesini sağlayan önemli bir tuzdur, önemli bir tampon İYONDUR.
- Tampon görevinin yanı sıra virüsleri, bakterileri ve parazitleri de öldür-düğü bilinmektedir. %5 ya da daha yüksek oranda konsantrasyonlu SODYUM BİKARBONAT solüsyonunun 1-2 dakika içinde yiyeceklerde bulunan virüsleri %99,99 oranında yok ettiği gösterilmiştir.102
- Otto Heinrich Warburg (8 Ekim 1883, Freiburg-1 Ağustos 1970, Ber-lin, Alman fizyolog, tıp doktoru ve Nobel ödülü sahibi), birçok bilimsel araştırmasında, virüslerin asit ortamlarda, yani pH < 6,5 derecenin al-tında olduğunda çoğaldığını ve yayıldığını bildirmiştir. pH değeri ortala-ma > 6,5-7,0 olan ortamlarda virüslerin yaşayamadığını göstermiştir.[103]
- Dr. Otto H. Warburg'a göre, GRİP VE İNFLUENZA VİRÜSLERİ VE BAKTERİLER ANCAK ASİTLİ ORTAMDA ÇOĞALIR VE HASTALIK YA-PARLAR. Vücut pH değerini > 6,5-7 derecenin üstündeki değerlerinde tutmak, yani ortamı alkali kılmak kış aylarında soğuk algınlığı, grip ve influenza olma riskini azaltmaktadır.
- Otto H. Warburg'a göre, nötral olan 7 değerinden küçük olan pH de-ğerleri hastalık olarak kabul ediliyor. Nötral olan pH 7 değerinden yük-sek olan değerler sıhhatli olarak kabul ediliyor.
- Kanadalı Farmakolog Rose Marie Pierce (B.Sc. Pharm.), virüs ve bak-terilerin pH değeri 6,8-7,2 aralığında olduğunda soğuk algınlığını, bo-ğaz ağrısını ve influenza riskini azalttığını bildirmiştir.[104]
- 1926 yılında ABD'li Dr. Volney S. Cheney, ABD Halk Sağlığı Merkezi'ne göndermiş olduğu mektubunda şöyle yazmıştı: *"Özetle Dr. Volney S. Cheney, soda içenlerin, hastalıklı ortamda bulunup grip virüsüne bu-laşmış olsalar dahi, grip enfeksiyonunu hafif bir şekilde geçirdiklerini bildirmiştir."*
- Bu bağlamda buradaki "soda" kelimesi, sodyum bikarbonatlı su anla-mına gelmektedir. Aromalı, gazlı şekerli içecek anlamında kullanılma-mıştır! Yanlış algıya neden olmasın.
- SODYUM BİKARBONAT, inorganik doğal bir tuzdur. Sodyum bikarbo-natlı suyun pH değeri yüksektir, yani çok güçlü bir alkalidir. Çok güçlü

102 Yashpal S.MaIik et al.,Internatonal J of Food Microbiology. The virucidal efficacy of sodyum bicar-bonate on food contacct surface against feline calivirus, a norovirus surrogate. Volume 109, ıssues 1-2, pages 160-163, 25 May 2006.
103 Frassetto L, et.al. (2001) Diet, Evolution and Aging. Eur.J.Nutr, 40:200-213. The Prime Cause and Prevention of Cancer. Dr Otto Warburg, Lecture delivered to Nobel Laureates on June 30, 1966 at Lindau, Lake Constance, Germany.
104 RoseMarie Pierce, B.Sc. Pharm. RoseMarie's core health message focuses on proper digestion and the pH connection to good health! She emphasizes the many powerful ways that balancing our body's pH impacts the quality of our daily lives.

bir alkali olan bikarbonatlı su içildiğinde SARS-CoV2 virüsünün hastalık yapma riskinin azaldığı da çalışmalarda gösterilmiştir.[105]

- AĞIZ, BURUN VE BOĞAZI DENİZ SUYU, TUZLU SU YA DA BİKARBONATLI SU VEYA ELMA SİRKESİ İLE ÇALKALAMAK, YIKAMAK, BURNA ÇEKMEK ya da GARGARA YAPMAK MUKOZALARIN pH DEĞERİNİ YÜKSELTİR ve alkali yapar.

- Ağız, burun ve boğazı mukozalarının alkali olmasını sağlamak, her türlü virüs enfeksiyonlarından korunmanın en doğal, en ucuz ve en kolay yoludur. Herkesin rahatlıkla evlerinde, iş yerlerinde, acil servislerde, yoğun bakım ünitelerinde sıklıkla uygulayabilecekleri basit bir yöntemdir.

[105] ISSN: 2643-9824 Vol. 4, Issue 6, June-2020, Pages: 61-65. www.ijeais.org/ijahmr
Anti-oxidant Potential of Potable Alkaline Water Against Viral, International Journal of Academic Health and Medical Research (IJAHMR), Vol. 4, Issue 6, June-2020, Pages: 61-65.

Altıncı Bölüm

AKUT VE KRONİK ENFEKSİYONLARI, KRONİK/DEJENERATİF HASTALIKLARI ÖNLEMENİN EN TEMEL UYGULAMASI: TÜM HÜCRELERİN ALKALİ OLMASI!

Bir organizmanın alkali olmasının (>7,1'den yüksek olmasının), akut ve kronik enfeksiyonlara, kronik/ dejenaratif hastalıklara nasıl bir etkisi var?

Bir vücudun, yani tüm hücrelerin alkali olması (>7,1'den yüksek olması), sıhhatli olmanın, akut ve kronik enfeksiyonları, kronik dejeneratif hastalıkları önlemenin en temel uygulamasıdır.

Özellikle genetiktir diye dillendirilen, annede, babada, dedelerde ve nenelerde ortaya çıkmış kronik dejeneratif hastalıklara çocukların da ileride yakalanacağı tezi, tüm hücrelerinin ve kanının pH değeri 7,1'den yüksek olan bir vücut için bilimsel olarak çürütülmüş durumdadır.

BİLİNENİN AKSİNE, AKUT VE KRONİK HASTALIKLAR GENETİK DEĞİLDİR. BU HASTALIKLAR EPİGENETİKTİR.

Peki genetik ne demek, epigenetik ne demek?

Genetik bilimi, biyolojinin organizmalardaki kalıtım ve genetik varyasyonu inceleyen bir dalıdır. Epigenetik ise DNA dizisindeki değişikliklerden kaynaklanmayan ama dış etkenlerin etkilemesi sonucu olarak, DNA yapısındaki bozukluklara bağlı hastalıkları inceleyen bilim dalıdır.

Çevremizi saran dış dünya, yediklerimiz, zehirli bileşenler, kanserojenler ve günden güne artan daha pek çok dış etkenin hücresel düzeyde büyük etkileri vardır. Sigara içme alışkanlığı, alkol tüketimi, fiziksel aktivite, obezite, psikolojik veya fiziksel stres, travma, bulaşıcı hastalıklar, çevre kirliliği, gece vardiyası ve sayısız diğer çevresel faktörler genomlarımızı, yani DNA'mızı bozabiliyor.

DNA'yı bozan çevresel etkenlerin başında PESTİSİTLER gelmektedir. Pestisitler en tehlikeli kimyasallardır, tarım zehirleridir. Bunların bozduğu, yıktığı DNA'lar sonucu her türlü akut ve kronik dejeneratif (diyabet, guatr, artrit türleri, gut, kanser vb.) hastalık gelişebilmektedir.

İşte DNA'ların bu şekilde bozulmaları, EPİGENETİK hastalıklara neden olmaktadır. Ancak modern medikal uygulamada, bu hastalıklar genellikle GENETİK olarak adlandırılmaktadır.

Başta pestisitler olmak üzere, kimyasal çamaşır ve bulaşık deterjanları, kimyasal ev temizliği ürünleri, sentetik kişisel bakım ürünleri, sentetik tekstil ürünleri ve diğer dış etkenlerin organizmayı ASİDİK yaptığı bilinmektedir.

Vücudumuzda gelişmekte olan metabolik ve enzimatik fonksiyonlar, kanın, tüm hücrelerin ve vücut sıvılarının pH değerine bağlıdır.

pH değeri düşük olunca, yani < 6,5'in altına indikçe, tüm hücrelerde ve organizmada asidite gelişir. Bu durum sıhhatimizi kaybetmiş olmanın bir göstergesidir.

Asidik olan organizmalarda da tüm enzimatik ve metabolik fonksiyonlar yavaşlamakta ve hücresel düzeyde fonksiyon bozuklukları ortaya çıkmaya başlamaktadır. Ayrıca, vücutta meydana gelen tüm biyokimyasal reaksiyonlar ve binlerce enzimatik reaksiyonda hücrelerin, kan ve vücut sıvılarının pH değeri olmazsa olmaz önemli bir faktördür.

Basit bir idrar tetkiki ile vücudun pH değerinin ölçülmesi mümkündür ve çok kolaydır.

İyi anla!

- Antiseptik ve alkali etkili SODYUM BİKARBONATLI (İngiliz karbonatlı) SU ile gargara yaptığımız gibi, aynı zamanda 1 tatlı kaşığı kadar (1 English spoon) sodyum bikarbonatı, 1 su bardağı suya ekleyip içine yarım limon sıkarak sabah akşam, günde iki kez aç karnına içebiliriz.
- Ayrıca, 1 çorba kaşığı kadar sodyum bikarbonatı sıcak suya karıştırıp, su soğuyuncaya kadar her akşam buğusunu da yapabiliriz. SARS CoV-2 gribi ya da KIŞ GRİBİ veya çevresel toksin ve alerjenlere bağlı gelişen burun tıkanıklığı, boğaz kuruluğu, yanma ve sinüzit şikâyetleri başlamış kişiler sıcak suyla buğu yapmayı daha sık uygulayabilirler.
- Astım hastaları gibi solunum güçlüğü çeken hastalarda, IV yolla verilen sodyum bikarbonat perfüzyonunun solunum yolları spazmını çözdüğü ve nefes alıp vermeyi kolaylaştırdığı, Dr. Corinne M P Buysee ve arkadaşları tarafından gösterilmiş ve *Chest* adlı bilimsel dergide yayınlamıştır.
- Boğazımızda kuruluk, hafif ağrı ya da gıcık denilen kuru öksürük gibi şikâyetlerin başladığı anda, 2-3 saatte bir sodyum bikarbonatlı ve tuzlu suyla buğu yaparak SARS CoV-2 veya KIŞ GRİBİ, İNFLUENZA enfeksiyonları belirtilerini azaltmak ve önlemek mümkündür. Virüs ve bakterilerin akciğerlere inmesi veya akciğere yerleşerek nefes darlığının ortaya çıkması, bu uygulama sonucunda önlenebilir.
- Sodyum bikarbonatlı sıcak su buharını solumakla üst ve alt solunum yollarının enfeksiyonlarının süresi kısaltıldığı gibi hastalık belirtileri de daha hafif olarak geçmektedir.

- ANTİBİYOTİK KULLANIMINA GEREK KALMADAN burun tıkanıklığı açılır, boğaz yanması ve gıcık şikâyetleri giderilmiş olur. BU ŞEKİLDE UYGULAMA KIŞ İNFEKSİYONLARINI ÖNLEMENİN EN DOĞAL, EN KOLAY, EN UCUZ, EN SAĞLIKLI YÖNTEMİDİR.

- Evlerde zorunlu olarak kapalı kalan, dışarı çıkamayan kalabalık aile bireyleri arasında bulaşmayı önlemenin en kısa ve etkili yolu, SIK SIK GARGARA YAPMAKTIR. SIK SIK BİKARBONATLI SU İÇMEKTİR. EV İÇİNDE MASKE TAKMANIN, KENDİNİ BİR ODAYA KAPAMANIN BİR ANLAMI YOKTUR. MASKE, VİRÜSLERİ ÖLDÜRMEZ. Maske kullananlarda burun kapalı olduğu için, serbest oksijen alımı azalmakta ve sonuç olarak HİPOKSİ denilen, kanda oksijen değeri azlığı oluşmaktadır. Özellikle yaşlı organizmalarda oluşan hipoksik durum, başta tansiyon yüksekliği, çarpıntı ve baş ağrısı olmak üzere birçok sıhhat sorunlarını başlatmakta ve ana temeli olmaktadır.

- BİKARBONATLI SU ALKALİ OLDUĞU İÇİN VİRÜSLERİ ÖLDÜRÜR, SARS CoV-2 BULAŞMASINI ÖNLER.

- GELENEKSEL OLARAK ESKİDEN ENFEKSİYON HASTASI BULUNAN EVLERDE, OCAKTA SİRKELİ SU KAYNATILIRDI. Tabii ki alkali etkili olan sirke buharı ev içi havasında dolaşan virüs ve bakterilerin yoğunluğunu azaltarak ya da öldürerek bulaşmayı azalttığı için, evlerde rahatlıkla uygulanabilen çok kolay bir yöntemdir.

- SALGIN HASTALIK SIRASINDA OCAĞIMIZDA SİRKELİ SU KAYNATILMASININ KİME NE GİBİ ZARARI OLABİLİR Kİ?

Alkali bir ortam sağlayan SODYUM BİKARBONAT tansiyonu yükseltmez mi?

Hayır, iddia edilenin aksine sodyum bikarbonat tansiyonu yükseltmez.

Neden yükseltmediğini açıklayalım:

- SODYUM BİKARBONATIN içeriğinde bulunan SODYUM (Na+) iyonu, rafine olmuş sofra tuzunda bulunan SODYUM (Na+) iyonu ile kimyasal özellikleri açısından eşit değildir, aynı özellikte değildir. Aralarında dağlar kadar fark vardır.

- SODYUM BİKARBONATIN Na+ İYON oranı %28 kadardır, bu oldukça düşük bir orandır. Bu nedenle SODYUM BİKARBONATIN tansiyonu yükseltmediği gösterilmiştir.[106]

[106] Dr. Mark Sircus. SODIUM BICARBONATE. NATURE'S UNIQUE FIRST AID REMEDY. ISBN 978-0-7570-0394-3. 2014 USA.

- Bunun tam aksine, birçok işlemden geçerek rafine olmuş, tüm minerallerinden arındırılmış kar beyazı sofra tuzunda saf Na+ iyonunun oranı %99,99'dur ve çok yüksektir. Ayrıca rafine olmuş, yani ısıl işlem uygulanmış olan beyaz ve akışkan sofra tuzunda ihtiyacımız olan doğal hiçbir mineral kalmamıştır.
- Kristal kaya tuzunda bulunan doğal dengeli 84 mineral, SOFRA TUZUNDA işlem sırasında atılmıştır.
- Ayrıca rafine edilmiş sofra tuzuna ağartma, akışkanlığı sağlama gibi nedenlerle başta ALÜMİNYUM SİLİKAT olmak üzere birçok zararlı kimyasal madde eklenmiştir.
- Rafine sofra tuzuna sağlıklı diye eklenmiş İYOT TUZU da işlenmiş olduğundan, artık hiçbir doğallığı kalmamıştır.
- Kar gibi beyaz rafine sofra tuzunda bulunan işlenmiş İYODUN oranı, ciddi İYOT eksikliğini giderecek kadar yeterli de değildir.
- Bir kalp ve iç hastalıkları profesörü olarak, senelerden beri TUZ FOBİSİ İLE YAŞAMAKTA OLAN KİŞİLERE açıklamak isterim ki, asıl sıhhate zararlı olan, sıhhati bozan, minerali bulunmayan RAFİNE OLMUŞ FABRİKASYON SOFRA TUZUDUR.
- Ayrıca, ısıl işlemden geçmiş olan rafine sofra tuzuna ağartıcı kimyasallar ve akışkanlığını sağlamak, topaklanmayı önlemek amacıyla alüminyum silikat gibi ağır metaller de eklenmiştir.[107] Bu konu *Gerçek Tıbbın 10 Şifresi* adlı kitabımda, detaylı olarak bilimsel kanıtlarla açıklanmaktadır.

Hücrelerin pH değerinin alkali olması önemli. Peki hücrelerimiz nasıl çalışır, görevleri nelerdir?

İnsan vücudunda ortalama olarak, organizmanın yapı taşı olan 37 trilyon kadar hücre bulunur. Bütün hücreler, tıpkı lego taşlarının birbirine bağlandığı gibi, birbirleriyle bağlanmışlardır ve iç içedirler.

Tüm hücreler, hayatta kalabilmemiz için sürekli bir şekilde durmadan enerji ve gerekli biyo-kimyasal maddeleri üretirler. Her bir hücre minik bir protein fabrikası gibi çalışır. Ancak değişik hücreler, değişik şekilde üretim yaparlar.

---

[107] Karatay, C. E. *Gerçek Tıbbın 10 Şifresi*, 2018, Hayykitap.

Hücreler ne üretirlerse üretsinler, nasıl üretirlerse üretsinler, faaliyetlerini sürdürebilmeleri için oksijene, suya, aminoasitlere, çeşitli mineraller ve doğal tuz gibi birçok doğal temel yapı taşına ihtiyaçları vardır. Hücreler bir fabrika gibidirler, üretimi sürdürürken aynı zamanda da kendilerini yenilerler, bozukluk ve aksaklıkları giderirler ve toksik üretim artıklarını da ortamdan uzaklaştırır, organizmadan dışarı atılmasını sağlarlar.

Ancak saydığımız bu faaliyetlerini sürdürüyorken birçok engel ve problemle de karşılaşırlar. En başta kötü ve bozuk beslenme olmak üzere, fabrikadan çıkan endüstriyel hazır yiyeceklere ve içeceklere eklenmiş renkli ve kokulu kimyasallara, tarım zehirlerinde bulunan GLİFOSAT gibi toksik kimyasal maddelere, ev temizliğinde kullanılan toksik kimyasallarla yüklü deterjanlara maruz kaldıkları anda, hücre ve dokularda asidite gelişir ve hücrelerin esas fonksiyonu olan normal fabrika üretimi sekteye uğrar. GLİFOSAT gibi toksik kimyasal maddelerin insan vücudunda, hücrelerin çekirdeğinde bulunan DNA molekülünün doğasını değiştirdiği, yapısını bozarak BAĞIŞIKLIK SİSTEMİ ve HÜCRESEL İMMÜNİTEYİ zayıflattığı, EPİGENETİK birçok sağlık sorununa neden olduğu senelerden beri bilinmektedir ve bu birçok bilimsel araştırma ile gösterilmiştir.[108, 109, 110, 111, 112, 113]

Sonuç olarak, organizmanın temel yapı taşı olan hücreler yavaş yavaş bozulmaya başlar. Hücreler doğal olan fizyolojik işlevlerini tam olarak yerine getiremedikleri zaman, başta BAĞIŞIKLIK VE HÜCRESEL İMMÜNİTE SİSTEMİNİN zayıflaması olmak üzere, organizmada oluşan sağlık sorunları yavaş yavaş ortaya çıkar.

Neden?

Toksik dediğimiz kimyasal maddeler, inorganik maddelerdir, hiçbiri canlı değildir. Bu nedenle biyolojik olarak aktif değildirler.

[108] Bai, S.H et al. 2016. Glyphosate: environmental contamination, toxicity and potential risks to human health via food contamination. Environ. Sci. Pollut. Res. 23 (19),

[109] Lidiane P, et al. Effects of glyphosate exposure on human health: Insight from epidemiological and in vitro studies. Science of The Total Environment. Volume 705, 25 February 2020. Elsevier .

[110] Andreotti, G. et al. 2018. Glyphosate use and cancer incidence in the Agricultural Health Study. J. Natl. Cancer Inst. 110 (5), 509-516.

[111] Avgerinou, C., et al.. 2017. Occupational, dietary, and other risk factors for myelodysplastic syndromes in Western Greece. Hematology 22 (7), 419-429.

[112] Benachour, N., Séralini, G.E., 2009. Glyphosate formulations induce apoptosis and necrosis in human umbilical, embryonic, and placental cells. Chem. Res. Toxicol. 22 (1), 97-105.

[113] Zouaoui, K. et al., 2013. Determination of glyphosate and AMPA in blood and urine from humans: about 13 cases of acute intoxication. Forensic Sci. Int. 226, 20-25.

BİYO-AKTİF olmayan inorganik kimyasal maddelerin canlı bir organizmada biyolojik fonksiyon göstermeleri mümkün değildir. Bu nedenle, inorganik birçok toksik kimyasal maddenin insan HÜCRELERİNDE ve vücudunda ya da canlı herhangi bir organizmada yeri yoktur.

Biyolojik aktivite gösteremeyen, yani biyo-aktif olmayan inorganik TOKSİK kimyasal maddelere maruz kalan hücreler normal faaliyetlerini aksatırlar ya da durdururlar ya da aşırı bir hızla yanlış üretime başlarlar. Hücreler kendilerini yenileyemezler, kendilerini yenileme yetenekleri bitmiştir ve yok olmuştur.

Sonuç

Sonuçta tüm hücresel fonksiyonlar temelde bozulmuş olur, birçok sıhhat bozukluğu ve türlü hastalıklar yavaş yavaş gelişmeye, ortaya çıkmaya başlar. Zaman içinde, hücrelerin hızlı bir şekilde ölümleri ya da kontrol edilemeyen ve istenmeyen birçok aşırı faaliyetleri gelişir. Aynı zamanda, BAĞIŞIKLIK SİSTEMİ VE HÜCRESEL İMMÜNİTE DE giderek ZAYIFLAMIŞ OLUR. Zayıflamış olan bir organizmada, başta SARS CoV-2 virüsü olmak üzere, patojen tüm virüs ve bakteri enfeksiyonlarının yerleşmesi ve hasar yapması kolaylaşır ve kaçınılmaz olur.

HER ORGANIN FAALİYETİ BAŞKA BAŞKADIR VE DEĞİŞİK OLARAK GERÇEKLEŞİR. BU NEDENLE, HANGİ ORGANDA FAALİYET DAHA ÇOK BOZULMUŞ İSE O ORGANIN İŞLEVİ BOZULACAĞINDAN, HASTALIĞI ÖNE ÇIKARAK BELİRGİN HALE GELİR.

Klinik belirtiler ve hasta şikâyetleri bu nedenle her bireyde başka bir şekilde karşımıza çıkar. Örnek verecek olursak, kalp hastalığı, tiroid hastalığı, pankreas, karaciğer, kronik mide bağırsak hastalıkları ya da kanserleri, beyin ve sinir hastalıkları, depresyon gibi nörodejeneratif hastalıklar Parkinson, Alzheimer vb. gibi çok değişik biçimde birbiriyle hiçbir ilişkisi yokmuş gibi algılanan ve görülen hastalık olarak ortaya çıkar.

BÜTÜN HASTALIKLARIN VE KLİNİK ŞİKÂYETLERİN TEMEL NEDENİ, VÜCUTTA BULUNAN HÜCRELERİN FONKSİYONLARININ BOZULMASIDIR.

Bu süre içinde sinsi bir şekilde, bizler farkında dahi olmadan, hücre düzeyinde bozuklukların temeli çoktan atılmış, başlamış ve uzun sürede gelişmiştir.

Bu bağlamda aynı organizmada temel bağışıklık sistemleri de yavaş yavaş çökmeye başlamıştır...

Aslında vücudun tüm hücrelerinde temelde fonksiyon bozukluğu başlamış olduğundan, hücrelerin, yani minik fabrikaların koruma-korunma sistemleri de bozulmuştur. Doğal olarak hücrelerin dışarıdan gelecek her türlü saldırıyı önleyecek ya da karşı koyacak güçleri ve koruma kalkanları kalmamıştır.

Bu nedenle, SARS CoV-2 veya diğer girip virüsleri ya da bakteri enfeksiyonları organizmada çoğalarak ciddi akut ve kronik enfeksiyonlara ya da ölümlere kolaylıkla neden olabilirler.

Böyle bir vücutta, SARS CoV-2 virüsünün bulaşma ve gribal enfeksiyona neden olma riski oldukça yüksektir. Ancak, bulaştığı bazı organizmalarda SARS CoV-2 grip enfeksiyonunun ağır geçmesinin ve ölüm oranlarının yüksek olarak görülmesinin nedeni, yerleşmiş olduğu organizmanın savunma mekanizmasının çok önceden zayıflamış, savunma ve mücadele kabiliyetinin ileri derecede zayıflamış olmasının, düşmanlarla mücadele edebilme gücünün kalmamasının bir sonucudur.

Maalesef şu ana kadar SARS CoV-2 virüsünün bulaşmasının "ölüm" demek olduğu algısı tüm topluma işlenmiş durumdadır. Bu nedenle genel olarak halkımızda büyük bir panik, kaygı ve korku oluşmuş durumda.

Oysa gerçekler bu varsayımı, korku ve paniği doğrulamıyor. Veriler de gerçek olmadığını gösteriyor.

Elde edilen en son bilimsel verilere göre, virüs bulaşan kişilerin sağlığına kavuşma oranının %99,8 olduğu bildirilmiştir. Bu demek ki SARS CoV-2 grip virüsü bulaşmış olan kişilerin ölüm oraları %0,2 kadardır ve bu oran oldukça düşüktür. Bu oran da, yukarıda açıklamış olduğumuz gibi, birçok kronik hastalığı bulunan kişilerden oluşmaktadır.[114]

Özetleyecek olursak, bu kişileri SARS CoV-2 virüsü öldürmüyor. Birkaç kronik hastalığı bulunan kişiler SARS CoV-2 virüsünün neden olduğu gribal enfeksiyon sonucu ölmüyorlar. Hayatlarını kaybeden hastaların büyük çoğunluğu ileri yaşta olanlar, BAĞIŞIKLIK ve HÜCRESEL İMMÜNİTE SİSTEMLERİ ileri derecede zayıflamış olanlar...

İleri yaşlarda bütün vücut fonksiyonlarının azaldığı gibi, bağışıklık ve

---

[114] CDC report. COVID-19 Mortality Overview Provisional Death Counts for Coronavirus Disease 2019 (COVID-19).

hücresel immünite sistemlerde de azalma ve yavaşlama olacağı kesindir. Ayrıca birkaç hastalığı bir arada bulunan ve ileri yaşta olan kişilerin, birçok ilaç kullanıyor olmaları, uykusuzluk ve fizik hareket azlığı gibi sağlık sorunlarının olması, mental stres ve korku altında bulunmaları, beslenmelerinin yetersiz olması bağışıklık sistemlerini ileri derecede zayıflatan ciddi etkenlerdir diye düşünüyorum. Bedenleri ve organizmaları bu şekilde ileri derecede yıpranmış olan kişiler en ufak soluk algınlığı sonucu dahi hayatlarını kaybedebiliyorlar. Ne yazık ki bu grup içinde saydığımız kişileri hiçbir grip ya da influenza aşısı da koruyamıyor.

Bütün bu bilgilerin ışığı altında, ülkemizde sağlıklı olan ileri yaştaki kişilerin SARS CoV-2 grip enfeksiyonunu rahatlıkla geçirdikleri haberlerini sık sık duymaya başladık. İtalya'da ise, SARS CoV-2 enfeksiyonu sonucu ölen kişilerin %98 oranında 80 yaş üzerinde olduğu ve birkaç hastalıklarının bulunduğu bildirilmiştir.

ABD Hastalık Koruma ve Korunma Merkezi (CDC) bu bağlamda ciddi hastalıkların listesini yayınlamıştır. Listede verilen hastalıkları olan kişilerin, başta yaşlılar olmak üzere yüksek risk grubunda olduklarını bildirmiş ve SARS CoV-2 grip enfeksiyonu komplikasyonlarından korunma amacıyla son derece ciddi önlem almalarını ve dikkatli olmalarını önermiştir.[115]

ABD Hastalık Koruma ve Korunma Merkezi (CDC) listesinde yer alan hastalıklar ve risk grubunda yer alan hastalar:[116]

- Kanser hastaları
- Kronik böbrek yetersizliği hastaları
- KOAH hastaları
- Kalp yetersizliği
- Koroner arter hastaları
- Kardiyomiyopati hastaları
- Obezite
- Gebelik
- Tip-2 diyabet (DM2) hastaları

---

[115] CDC Centers for Disease Control and Prevention. CDC 24/7 Saving Lives Protecting People Dec 8 2020.

[116] Zhang Q, et al.. Clinical analysis of risk factors for severe COVID-19 patients with type 2 diabetes. J Diabetes Complications. 2020;34:107666.

ABD Hastalık Koruma ve Korunma Merkezi'nin (CDC) vermiş olduğu listede bulunan hastalıkların tümünde vücudun ASİDİK olduğunu biliyoruz...

SARS CoV-2 grip salgını sürecinde, klinik tecrübelerimde listede yer alan hastalığı olan hastalarımın çoğunluğunun idrar pH değerlerinin genelde 5,5-6 derece olduğunu gözlemlemişimdir.

Yukarıdaki listede yer alan bu hastaların vücudu asidik olduğundan dolayı, tüm vücut hücrelerinin enerji üretme, toksinleri bertaraf etme, kendilerini yenileme faaliyetleri engellenmekte ve bozulmaktadır. Korunma, savaşma faaliyetlerini etkili biçimde icra edemedikleri aşikârdır. pH değerinin < 6'dan düşük olduğu organizmalarda her türlü enzimatik fonksiyon inaktive olduğu/bozulduğu gibi, SARS CoV-2 grip virüsü gibi patojen virüs ve bakterilerin yaşama, canlanma, çoğalmaları için müsait bir ortam da hazırlanmış olmaktadır.

VÜCUTTA TÜM ENZİMATİK FONKSİYONLAR İNAKTİVE OLDUĞUNDA, HASTALARDA HAZIM BOZUKLUKLARI, VİTAMİN VE MİNERAL EKSİKLİKLERİ ORTAYA ÇIKAR. Özellikle doğal ve sağlıklı besleniliyor olsa bile, enzimler tam olarak görevlerini yapamadıkları için, doğal besinlerin herhangi bir yararı da olmamaktadır.

SODYUM BİKARBONAT dolaşıma girdiği anda hücrelerde ve organlarda ALKALİ ortam oluşur. Sıhhatli alkali bir vücutta hücre ve enzimler normal fizyolojik olarak görevlerini yapmaya başlar. Hücreler, tüm enzim ve hormonlar canlanır, aktive olur ve normal fizyolojik fonksiyonlarını yaparlar.

Bütün hücrelerimizin kendilerini yenileme özellikleri vardır. Sıhhatimizi kazanmak için hücrelerimizin kendilerini yenilemelerine, toparlanmalarına bizlerin olanak sağlaması, fırsat vermesi yeterli olmaktadır ve gereklidir.

Yedinci Bölüm

VÜCUDUN ASİDİK OLMASI NE DEMEKTİR?

Vücudun asidik olması ne demektir?

Organizmayı oluşturan hücrelerin sağlıklı yaşaması ve hayatta kalması için elzem olan bütün moleküler fonksiyonların, gayet kısıtlı olan pH değeri limitleri içinde gerçekleşmesi gerekmektedir.

pH değeri nedir?

pH değeri bir solüsyonun içerdiği hidrojen (H+) iyonu yoğunluğunun göstergesidir.

Örnek verecek olursak, nötral dediğimiz bir solüsyonun pH değeri 7 olmalıdır. pH değerinin 7'den düşük olması, o sıvının ya da vücudun asit olduğunun göstergesidir. H+ iyonu konsantrasyonu fazla olduğundan dolayı, o ASİDİK bir sıvı demektir.

Buna karşılık bir sıvının pH değerinin 7'den yüksek olması, o sıvının alkali olduğunun belirtisidir. Yani, sıvının içinde düşük yoğunlukta H+ iyonu var ise, o sıvı ALKALİ bir sıvıdır ve sağlıklı olduğunun bir göstergesidir. Alkali bir sıvı içinde virüs ve bakterilerin canlı olarak kalamadıklarını daha önce açıklamıştık.

GEREK KANIMIZIN GEREK TÜM HÜCRELERİMİZİN PH DEĞERİNİN NÖTR OLMASININ HAYATİ ÖNEMİ VARDIR.

Biyokimyasal olarak dile getirecek olursak, kan ve hücreler ASİDİK ise, tüm vücutta hidrojen (H+) iyonunun sayısının yüksek olduğunun göstergesidir. Kan ALKALİ ise, hidrojen (H+) iyonu sayısı düşüktür. Sıhhatli bir organizmada ASİT/ALKALİ oranı dengeli olmalıdır.

Vücudumuzda ASİT/ALKALİ dengesini optimum düzeyde, yani NÖTR tutmak için birçok metabolik mekanizma aynı anda birlikte çalışır. Bu bağlamda, normal fizyolojik şartlarda işlev gören bir organımız da pankreasımızdır. PANKREAS, asit/alkali dengesini optimum düzeyde tutabilmek amacıyla alkali sıvı üreten son derece önemli bir organdır. Ayrıca sıhhatli oldukları zaman akciğerler ve böbrekler hayati önemi olan nötr ASİT/ALKALİ dengesini sağlamak amacıyla sürekli olarak çalışırlar.

Hücre içi ve kan pH değerlerinin (asit/alkali dengesinin) değişmemesinin, oldukça kısıtlı, küçük bir limit içinde kalmasının sağlanması hayati önemdedir. Bu nedenle, gerek idrarda gerek kanda hastaların sık sık pH değerleri ölçülmektedir. Bu bağlamda, pH ölçümlerini gösteren skala ve cetveller mevcuttur ve kullanılmaktadır.

Aşağıda vermiş olduğum 0-14 pH cetvelinde, yani pH ölçüm çubuğunda görüldüğü gibi, cetvelin tam merkezinde nötral olan pH değeri 7 olarak bulunmaktadır, pH değerlerinin 0-6 arasında olması bir sıvının asidik olduğunu işaret eder, yani sıvının H+ iyonu yoğunluğu oldukça yüksektir. pH değerleri 7-8 arasında olursa sıvının alkali olduğunu, yani H+ iyonu oranının düşük olduğunu belirtir.

İyi anla!

- Kan ya da idrar gibi sıvılarda H+ oranı yüksek ise, hücreler asidiktir. Organizmada hastalıklara ya da her türlü enfeksiyona yatkınlık var demektir.
- H+ oranı düşük ise, kan ve idrar alkalidir ve tüm hücreleri ile organizma sıhhatli demektir. Mesela SARS CoV-2 virüsünün yerleşme ve çoğalma imkânı yoktur demektir.

Tablo-4: pH skalası

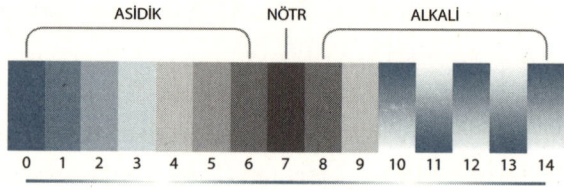

Tablo-5: İnsan vücudunun pH dengesi

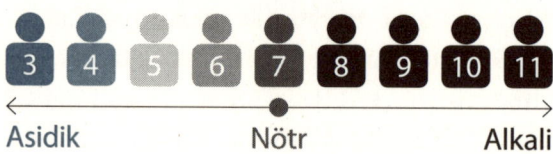

Görülüyor ki bir organizmanın sağlıklı olması için pH değeri 7'den büyük, yani >7'nin üstünde olmalıdır. Organizma ALKALİ olduğu sürece sıhhatli demektir ve hastalanma olasılığı düşüktür. pH değerleri kanda, özellikle idrarda kolayca ölçülmektedir. Özellikle idrar pH değeri her hastanın idrar tetkikinde rapor edilir ve hekimlere bu alanda fikir verir, kolaylık sağlar.

Kanda ve idrarda pH değeri neden düşer, yani neden ASİDİK olurlar?

Kanın ve idrarın, yani tüm vücudun, organların ASİDİK olmasının birçok nedeni vardır. Bu bağlamda, kanı ve idrarı asidik değerlere indirgeyen faktörlerin, hastalıkları da davet eden faktörler olduğunu belirtmek isterim.

Vücudumuzda asiditeye neden olan faktörler nelerdir?

BİR ORGANİZMADA, ASİDİTEYİ ARTIRAN ETKEN VE FAKTÖRLER AKUT VE KRONİK HASTALIKLARIN DA NEDENİDİR DİYEBİLİRİZ.

Bu faktörleri şu şekilde özetleyebiliriz:

1. Asiditeyi artıran en zararlı yiyeceklerin başında EN TATLI ZEHİR dediğimiz RAFİNE ŞEKERLER, RAFİNE UNLAR VE RAFİNE OLMUŞ YAĞLAR gelir.
2. STRES, asit üreten toksinleri üreten bir etkendir, asiditeyi artırır.
3. Vücutta biriken TOKSİNLERİN ATILIMININ ENGELLENMESİ de vücutta asiditeyi artırır.
4. Asiditeyi artıran birçok hastalık vardır. KALP, KARACİĞER, BÖBREK, AKCİĞER, KANSERLER VE BAĞIRSAK HASTALIKLARI bu hastalıkların başında gelir.
5. YETERSİZ OKSİJEN ALIMI toksinlerin birikimini artırarak asiditeyi artırır. Bu bağlamda, uzun süre maske takanlarda hipoksi geliştiği bildirilmiştir. Yani vücutta oksijen düşüklüğü gelişmiştir.
6. ENDÜSTRİYEL İŞLENMİŞ YİYECEK VE İÇECEKLER vücutta asiditeyi artırır.
7. HAVA KİRLİLİĞİ asiditeyi artırır.
8. Evde kullanılan SENTETİK KİMYASAL BAZLI TEMİZLİK DETERJANLARI, tabletleri, çamaşır suları, yumuşatıcılar, ağartıcılar, güzel kokulu spreyler, dezenfektanlar vb. organizmalarda asiditeyi artırır.
9. Kişisel bakımda kullanılan SENTETİK KİMYASAL BAZLI ŞAMPUANLAR, duş jelleri, diş macunları, makyaj malzemeleri vb. organizmalarda asiditeyi artırır.

10. Ağır metal zehirlenmeleri, özellikle ALÜMİNYUM, CIVA, KURŞUN, KADMİYUM vücuda girince asiditeyi artırır.

11. Konvansiyonel tarımda yaygın olarak kullanılmakta olan ve yiyeceklerimizle vücudumuza giren GLİFOSAT BAZLI tarım ilaçları/zehirleri canlı organizmalarda asiditeyi artırır.

12. Ağrı kesici ilaçlar, depresyon ilaçları, hormon ilaçları gibi SENTETİK İLAÇLAR asiditeyi artırır.

Bir organizmanın metabolizma açısından asidik olduğunun klinik belirtileri nelerdir?

Metabolizmanın asidik olduğunun klinik belirtilerinin listesi oldukça geniş yelpazeyi kapsamaktadır. Örnek verecek olursak, aşırı yorgunluk, kötü nefes kokusu, hazımsızlık, kronik kabızlık, sık sık ishal olma, ağır kokulu koyu renkli idrar çıkarma, adale ve eklem ağrıları, egzama, sedef-psoriasis gibi kronik deri hastalıkları, aşırı terleme, ayak ve bacaklara sık sık kramp girmesi, mantar hastalıkları, migren gibi belirti ve şikâyetleri bu bağlamda sayabiliriz.

Bu şikâyetlerin çoğu, organizmada pH değerinin azar azar, biz farkında olmaksızın düşmeye başlaması sonucu görülmektedir. Asidik olan bir organizmada, bütün kimyasal işlemleri kontrol etmekte olan normal enzimatik fonksiyonların bozulmuş olmasının sonucudur. Yani organizmada ASİT/ALKALİ dengesi bozulmuştur, hücre ve enzimlerin metabolizmaları inhibe edilmiştir ve engellenmektedir.[117]

pH DEĞERİ UZUN SÜRE DÜŞÜK KALIRSA, ALKALİ DİYET İLE DÜZELTİLMESİ DE MÜMKÜN OLMAMAKTADIR.[118]

Önemli olan, canlı organizmada ASİT/ALKALİ dengesinin sürekliliğini sağlayacak beslenme ve yaşam biçimi, yani "KARATAY DİYETİ"dir.

İŞTE BU NEDENLE SAĞLIKLI BESLENME VE YAŞAM BİÇİMİ YANINDA, SOYUM BİKARBONATLI SU, KRİSTAL KAYA TUZLU SU, DOĞAL FERMANTASYON SİRKELİ SU, LİMONLU SU İÇMEYİ VE GARGARA YAPMAYI ÖNERİYORUM.

---

[117] Folin O. Laws governing the chemical composition of urine. Am. J. Physiol. 1905;13:66-115. doi: 10.1152/ajplegacy.1905.13.1.66. [CrossRef] [Google Scholar]

[118] Sherman H.C, et al.. The balance of acid-forming and base-forming elements in foods, and its relation to ammonia metabolism. J. Biol. Chem. 1912;11:323-338. doi: 10.3181/00379727-8-71.

Bir organizmanın ASİT/ALKALİ dengesini normal düzeyde tutabilme yeteneği de, yaş ilerledikçe birçok fonksiyonun azaldığı gibi azalmaktadır.[119] İleri yaşlarda böbrek fonksiyonlarının azalması sonucu, organizmadan asit atılımı da azalmaktadır.

Şekerli asitli içeceklerin tüketilmesi aşırı derecede olursa, yaşlılarda idrarla atılım da azalınca organizma sistemik olarak asidik olacaktır.

Asidik ortamda başta kalsiyum olmak üzere birçok mineral kemiklerden kana geçerek idrarla atılmaktadır. İleri yaşlılarda görülen osteoporozun en önemli nedenlerinden biri de, ilerleyen yaşlarda vücudun asiditeye daha yatkın olmasıdır.

Yukarıda saymış olduğumuz çeşitli faktörler ve toksik kimyasal maddeler organizmada hidrojen, yani H+ İYONLARNI, yani, asiditeyi artırdığı için hücreleri zayıflatır ve organizmanın doğal koruma görev ve metabolizmalarını bozar.

Korunma gücü, yani BAĞIŞIKLIK GÜCÜNÜN VE HÜCRESEL İMMÜNİTENİN zayıflaması sonucu tüm virüslere ve bakterilere karşı direnme ve savaşma gücü zayıflar. Vücut hücrelerinin, özellikle tüm grip virüslerinin ve bakterilerin giriş kapısı olan ağız, burun, boğaz mukozasının bir an önce alkali değerlere yükseltilmesi işte bu nedenle son derece önemlidir.

Bunun için en kolay, en rahat ve en ucuz uygulanan yöntem de ivedilikle SODYUM BİKARBONATLI SU ile GARGARA YAPMAK ve SODYUM BİKARBONATLI SU İÇMEKTİR. Bu şekilde bir uygulamanın kimseye zararı olmamıştır ve herhangi bir yan etkisi de görülmemiştir.

Neden?

SODYUM BİKARBONAT, hücre ve organizmada aşırı miktarda çoğalmış olan H+ İYONUNUN vücuttan atılmasını sağlar da ondan.

Sodyum bikarbonat, hücrelerin asit fazlalığı sonucu çürümesini (dişlerin çürümesi, ağızda asiditenin yüksek olması sonucudur) önleyen en güçlü tampon maddedir.

TAMPON demek, ASİDİTEYİ azaltan, ALKALİLİĞİ artıran, sıvıları NÖTR YAPAN madde ya da tuz demektir.

Daha önce de açıklamış olduğum gibi, SODYUM BİKARBONAT ASİDİTEYİ ÖNLEDİĞİ GİBİ, AYNI ZAMANDA GÜÇLÜ BİR DE ANTİ-

---

[119] Frassetto L, et al. Age and systemic acid-base equilibrium: Analysis of published data. J. Gerontol. A Biol. Sci. Med. Sci. 1996;51: B91-B99. doi: 10.1093/gerona/51A.1.B91.

SEPTİKTİR. VİRÜS VE BAKTERİLERİN ÇOĞALMALARINI ENGEL-LER, İNHİBE EDER.

SODYUM, Na+ İYONU önemli bir enerji taşıyıcısıdır. Sinir sistemin-de, beynimizden kaslarımıza sinir iletilerinin gönderilmesini sağlayarak adalelerin kasılmasını başlatan Na+ İYONDUR.

SODYUM BİKARBONATIN içinde %28 oranında Na+ İYONU bulunur.

4 gr (4000 mgr) kadar SODYUM BİKARBONAT tüketildiğinde, vü-cudumuza ortalama olarak ancak 1 gr (1000 mgr) kadar Na+ İYONU girmektedir. Bu miktar ise, sağlıklı bütün hücre ve organizmaların gerek-sinimi olan Na+ İYONU miktarının küçük bir oranını oluşturmaktadır.

Bu nedenle, "*Sakın sodyum bikarbonat ile gargara yapmayın, tansiyonu-nuzu yükseltir...*" ifadeleri bilimsellikten tamamen uzaktır, doğru değildir.

Çünkü SODYUM BİKARBONAT'ın formülünde bulunan Na+ bileşi-ği, serbest değildir ve serbest olmadığı için de, saf NaCl, yani rafine sofra tuzunda bulunan sodyum gibi direkt olarak kan dolaşımına geçemez ve tansiyonu yükseltmez.

Bir kere daha vurgulamak istiyorum ki, tuz fobisi olan kişiler BİKAR-BONATLI su ile korkmadan, rahatlıkla gargara yapabilirler.

ASİT/ALKALİ dengesini düzenleyen, tampon bir kimyasal madde olan SODYUM BİKARBONAT arter basıncını da dengelemektedir.[120] Amerikan Tıp Derneği Dergisi *JAMA*'da çok merkezli ve geniş kapsam-lı yapılmış bir çalışmada, idrarında az miktarda sodyum atılan, yani vücudunda Na+ İYONU düşük olan kişilerin kalp hastalığından ölüm oranının yüksek olduğu bildirilmektedir. AYNI ÇALIŞMADA, KALP HASTALIĞINDAN ÖLÜMLERİN TANSİYON YÜKSEKLİĞİ İLE BİR İLİŞKİSİ OLMADIĞI DA BİLDİRİLMİŞTİR.[121]

Maalesef eksik ve yanlış bilgilerle, toplumda derin bir yara olan TUZ FOBİSİ yerleştirilmiştir. Oysa işlenmemiş, doğal olan KRİSTAL KAYA TUZU hayat kurtarıcıdır ve su ile birlikte yaşam kaynağıdır. Sıhhatli bir vücudun gereksinimi olan tüm mineralleri sağlamaktadır. İnsan orga-nizmasında 94 mineral bulunmaktadır, bunun 84 adedi KRİSTAL KAYA TUZUNDA doğal ve işlem görmemiş olarak bulunmaktadır.

---

[120] Katarzyna S s., et al. Fatal and Nonfatal Outcomes, Incidence of Hypertension, and Blood Pressure Changes in Relation to Urinary Sodium Excretion. for the European Project on Genes in Hyper-tension (EPOGH) Investigators. JAMA. 2011 May 4;305 (17):1777-85.

[121] Lower sodium excretion was associated with higher CVD mortality. JAMA. 2011;305(17):1777-1785.

Daha önce de açıklamış olduğum gibi, SODYUM BİKARBONAT'IN içeriğinde bulunan sodyum (Na+) iyonu ile nerdeyse %100 oranında saf-laştırılmış, kar gibi beyazlaştırılmış rafine sofra tuzunda bulunan %99,99 oranındaki NaCl aynı değildir.

NaCl ve SU, insan vücudunda kan, idrar, ter ve her hücrenin içinde, hücrelerin aralarında, en yüksek miktarda birlikte bulunan hayati önemi olan iki temel elemandır.

İnsan vücudunda kan ve tüm hücre içinde ve hücre aralarında toplam olarak %60 oranında su bulunmaktadır. Tabii ki kan ve tüm hücre içinde ve hücre aralarında bulunan su, saf içme suyu değildir. Hücrelerde bu-lunan SU SODYUMLU ve birçok MİNERALİ içeren TUZLU SUDUR. Kanımızda fizyolojik şartlarda %0,9 oranında NaCl tuz ile birlikte birçok MİNERAL de dengeli olarak bulunur.

Kanımızda doğal fizyolojik şartlarda bulunması gereken Na+ miktarı, bir litre kanda ortalama olarak 135-145 mEq/L düzeyindedir. Na+ değerinin ortalama olarak 140 mEq/L'nin altına inmesi, beyin ve sinir hücrelerimizde, kalp adalesinde ve böbreklerde ve diğer tüm hücrelerde ve organlarımızda fonksiyon bozukluklarına neden olmaktadır. Kanımızda ve hücrelerimizde NaCl tuzu azalınca su miktarı da azalacağından, tıp dilinde DEHİDRATAS-YON dediğimiz klinik durum ortaya çıkmaktadır. Vücutta dehidratasyon, yani susuzluk ve tuzsuzluk gelişince doğal olarak tansiyonda düşme olacak-tır. Tansiyon düşürücü ilaçların etkisi de bu şekilde gerçekleşmektedir.

Özellikle ileri yaşlarda, uzun süreli tansiyon ilacı kullanan hastalarda den-ge bozukluğu, aşırı halsizlik, baş dönmesi, baş ağrıları, çarpıntı, aşırı terleme, mide bulantısı, uykusuzluk, kabızlık gibi şikâyetler bu nedenle ortaya çıkar.

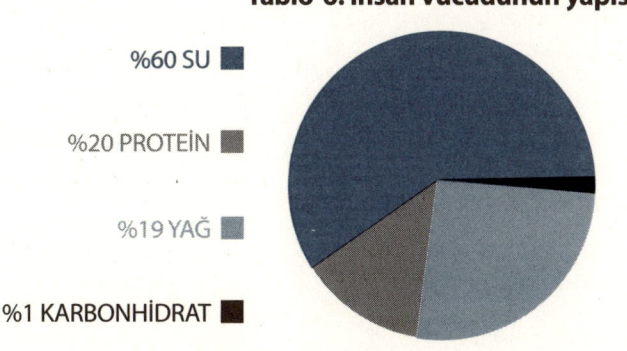

Tablo-6: İnsan vücudunun yapısı

%60 SU
%20 PROTEİN
%19 YAĞ
%1 KARBONHİDRAT

SODYUM KLORÜR (NaCl), hücre dışı dediğimiz, hücreler arası sıvı ve kırmızı kan ve beyaz kanda bulunan en temel, önemli bir tuzdur/mineraldir.

Ayrıca, hücre içinde ve kanda son derece önemli olan kalsiyum (Ca++), potasyum (K+) ve magnezyum (Mg++) İYONLARI, yani TUZLARI gibi birçok mineral de mevcuttur. Bir hücrenin rahat nefes alabilmesi, iyi enerji üretebilmesi, hücre içi ve hücre dışı İYONLARIN, yani TUZLARIN dengeli olarak hücrelere giriş çıkışına bağlıdır.

Organizmada başta böbreküstü bezimizden salgılanan ALDOSTERON hormonu olmak üzere, su/tuz mekanizmasının sağlıklı işlemesi amacıyla birçok enzim görev yapmaktadır. Örneğin hücre zarında bulunan, hücre içine girişi sağlayan, kanalları kontrol eden Na+/K+-ATPaz enzimi, sodyum-potasyum pompası olarak da bilinmektedir. Sodyum-potasyum pompasının en etkili düzeyde çalışabilmesi, kırmızı ve beyaz kanda bulunan Na+ İYONU konsantrasyonuna bağlıdır.

Sekizinci Bölüm

HİPERTONİK TUZLU SU NEDEN HAYATİ ÖNEM ARZ EDER?

Kristal kaya tuzu ile gargaranın neden hayati önemi vardır?

Kristal kaya tuzlu su, HİPERTONİKTİR (sodyum düzeyinin, fizyolojik serum dediğimiz, %0,9 tuz oranından yüksek olması demektir) ve ALKALİDİR, 37 Na+ İYONU ile birlikte 84 saf, doğal mineral içeren, çevresel kirlenmeye maruz kalmamış bir tuzdur. Bilimsel olarak HALİTE (halit) denilen ve hayati önemi olan dengeli minerallerin topluluğudur.

Tuzlu su, tarih öncesinden beri ENFEKSİYON HASTALIKLARINI önlemek amacıyla kullanılmıştır. Hipertonik (yüksek konsantrasyonlu) özelliği nedeniyle, örneğin cildimizde nitrik oksit (NO) üretimini artırdığı bilinmektedir. Nitrik oksidin (NO), ciltte bulunan mikrobiyomda bulunan patojen mikrop ve virüsleri öldürdüğü, sağlıklı koruyucu bakterileri artırdığı bilimsel araştırmalarla gösterilmiştir.[122]

SARS CoV-2 salgınının başından itibaren Japonya halkına tuzlu ve iyotlu su ile gargara yapması önerilmiştir.[123, 124, 125, 126]

Aralık 2020'de yine SARS CoV-2 salgını sürecinde Almanya Sağlık Bakanı Jens Spahn *Deutsche Welle*'ye yaptığı açıklamanın içinde, özel alanda korona virüsün bulaşma riskini asgariye indirmek açısından gargaranın yararlı olabileceğini de söyledi.

Spahn, *"Bilimsel olarak henüz kanıtlanmış değil. Ancak arkasında yatan fikir, alkol içinde çözülmüş uçucu yağlarla ve hatta sofra tuzuyla gargara yapılmasının ağız ve boğazdaki viral birikimi azaltacağı düşüncesi"* diye konuştu. Spahn, kendisinin düzenli olarak gargara yaptığını da vurgulayarak, *"En azından bir zararı olmaz,"* dedi.

---

[122] Jantch, J., et al. 2015.Cutaneous Na+ storage strenhthens the antimicrobial barrer function of the skin and boosts macrophage-driven host defense. Cell Metab 21 (3):493-501.

[123] Sakai M., et al. Cost-effectiveness of gargling for the prevention of upper respiratory tract infections. Great Cold Investigators-I.BMC Health Serv Res. 2008 Dec 16;8:258. doi: 10.1186/1472-6963-8-258.PMID: 19087312 Free PMC article. Clinical Trial.

[124] Ogata J., et al. Gargling with povidone-iodine reduces the transport of bacteria during oral intubation. Can J Anaesth. 2004 Nov;51 (9):932-6. doi: 10.1007/BF03018895.PMID: 15525622 Clinical Trial.

[125] Nagatake T, et al. Prevention of respiratory infections by povidone-iodine gargle. Dermatology. 2002;204 Suppl 1:32-6. doi: 10.1159/000057722.PMID: 12011518

[126] Goodall EC, et al. Vitamin D3 and gargling for the prevention of upper respiratory tract infections: a randomized controlled trial. BMC Infect Dis. 2014 May 19;14:2 73. doi: 10.1186/1471-2334-14-273.PMID: 24885201 Free PMC article. Clinical Trial.

Tablo-7: Rafine edilmemiş kristal kaya tuzunda bulunan mineralleri gösteren bir örnek:[127]

Element	PPM	%	mg per Serving	Element	PPM	%	mg per Serving
Chloride	600,700	60.070000%	840.9800	Lanthanum	0.16	0.000016%	0.0002
Sodium	379,000	37.900000%	530.6000	Lithium	0.74	0.000074%	0.0010
Calcium	4,970	0.497000%	6.9580	Lutetium	0.071	0.000007%	0.0001
Sulfur	2,600	0.260000%	3.6400	Manganese	3.04	0.000304%	0.0043
Silicon	1,361	0.136100%	1.9054	Molybdenum	0.082	0.000008%	0.0001
Potassium	1,030	0.103000%	1.4420	Nickel	0.073	0.000007%	0.0001
Magnesium	915	0.091500%	1.2810	Niobium	0.114	0.000011%	0.0002
Iron	522	0.052200%	0.7308	Phosphorous	89.10	0.008910%	0.1247
Aluminum	139	0.013900%	0.1946	Praseodymium	0.11	0.000011%	0.0002
Antimony	1.08	0.000108%	0.0015	Rubidium	3.77	0.000377%	0.0053
Barium	16.2	0.001620%	0.0227	Ruthenium	0.065	0.000007%	0.0001
Bismuth	0.092	0.000009%	0.0001	Samarium	1.44	0.000144%	0.0020
Boron	1.07	0.000107%	0.0015	Scandium	0.18	0.000018%	0.0003
Bromine	20.6	0.002060%	0.0288	Selenium	0.239	0.000024%	0.0003
Cadmium	0.276	0.000028%	0.0004	Silver	0.297	0.000030%	0.0004
Carbon	206	0.020600%	0.2884	Strontium	52.8	0.005280%	0.0739
Cerium	0.763	0.000076%	0.0011	Tantalum	0.970	0.000097%	0.0014
Cesium	7.210	0.000721%	0.0101	Tellurium	0.171	0.000017%	0.0002
Chromium	0.161	0.000016%	0.0002	Thallium	0.085	0.000009%	0.0001
Cobalt	0.061	0.000006%	0.0001	Thorium	0.150	0.000015%	0.0002
Copper	0.279	0.000028%	0.0004	Thulium	0.070	0.000007%	0.0001
Dysprosium	0.209	0.000021%	0.0003	Tin	0.125	0.000013%	0.0002
Erbium	1.34	0.000134%	0.0019	Titanium	20.7	0.002070%	0.0290
Fluoride	13.8	0.001380%	0.0193	Tungsten	0.115	0.000012%	0.0002
Gadolinium	0.61	0.000061%	0.0009	Vanadium	0.183	0.000018%	0.0003
Gallium	2.36	0.000236%	0.0033	Ytterbium	0.073	0.000007%	0.0001
Germanium	0.27	0.000027%	0.0004	Yttrium	0.042	0.000004%	0.0001
Gold	0.006	0.0000006%	0.0000	Zinc	0.931	0.000093%	0.0013
Indium	0.37	0.000037%	0.0005	Zirconium	1.370	0.000137%	0.0019
Iodine	19.6	0.001960%	0.0274	Moisture (H_2O)	Average	0.600000%	

Bir organizmada, her hücrenin doğal ve sağlıklı fizyolojik şartlarda fonksiyone edebilmesi için dört ana temel mineralin dengeli olarak vücutta bulunması şarttır.

Bu mineraller sırayla şunlardır:
1. SODYUM (Na+),
2. KALSİYUM (Ca++)
3. MAGNEZYUM (Mg++),
4. POTASYUM (K+)

Yukarıdaki tabloda da görüldüğü gibi, KRİSTAL KAYA TUZUNDA dört ana temel mineral de bulunmaktadır. Tuzların, yani minerallerin oranları şöyledir: SODYUM %37, POTASYUM %0,103, MAGNEZYUM %0,091,

---

[127] Genel olarak tuz madenlerinden çıkarılan kristal kaya tuzu mineral değerleri birbirine yakındır. Bu tablo ABD'de bir üreticinin örnek laboratuvar analizidir.
https://www.ubuy.com.tr/tr/product/1XXCHJ6-redmond-real-salt-ancient-fine-sea-salt-unrefi-ned-mineral-salt-16-ounce-pouch-1-pack#gallery-3

KALSİYUM %0,097. Na+ İYONU ile birlikte bulunan bu dört ana tuz ve diğer tüm mineraller KAYA TUZUNU ALKALİ KILMAKTADIR.

Jantch J ve arkadaşlarının bilimsel çalışmaları, 2015 yılında, ünlü *Cell Metabolism* dergisinde yayınlanmıştır. Tuzlu suyun ciltte bulunan patojen bakterileri öldürdüğünü, dost bakterilerin çoğalmasına yardımcı olduğunu göstermişlerdir. TUZLU SUYUN, PATOJEN (HASTALIK ÜRETEN) BAKTERİLERE KARŞI CİLDİMİZDE BİR BARİYER OLUŞTURDUĞUNU VE CİLTTE BULUNAN MAKROFAJLARIN FONKSİYONLARINI GÜÇLENDİRDİĞİNİ AÇIKLAMIŞLARDIR.

Daha önce de ifade etmiş olduğum gibi, MAKROFAJLAR, virüs ve bakterilerle savaşan, bizi her türlü enfeksiyona karşı koruyan BEYAZ KAN HÜCRELERİMİZDİR, yani LÖKOSİTLERİMİZDİR. Ateşli bir hastalıkta lökosit sayısının yükselmesi bu nedenledir.

Kristal kaya tuzu ile hazırlanmış tuzlu su veya deniz suyu, tüm virüs enfeksiyonlarını ve bakterileri inhibe etmede önemli bir faktördür. TUZLU SUYUN BAĞIŞIKLIK VE HÜCRESEL İMMÜNİTEYİ GÜÇLENDİRDİĞİ ASIRLARDIR BİLİNMEKTEDİR.[128]

Tuzlu suyun başka ne gibi faydaları vardır?

Kristal kaya tuzu ile hazırlanmış tuzlu su veya deniz suyunun virüs ve bakterileri yok etmesi yalnız cilt ile sınırlı değildir.

Lenf düğümleri, dalak ve timüs gibi lenf organlarında ve enfekte olan dokularda tuz konsantrasyonunun yüksek olarak saptanmış olmasının sebebi araştırıldığında, her türlü enfeksiyonla mücadele edebilmek amacıyla, enfeksiyon ya da yara bölgesine organizmanın tuz biriktirdiği gösterilmiştir.[129]

HİPERTONİK TUZLU SU SOLÜSYONU, BAĞIŞIKLIK SAĞLAYAN T- HÜCRELERİNİN FONKSİYONUNU GÜÇLENDİRMEKTEDİR. Bu nedenle, sepsis gibi tüm sistemik enfeksiyonların tedavisinde faydalı olduğu bildirilmiştir. Özellikle HIV (AİDS), EBOLA ve HEPATİT virüslerinin neden olduğu hastalıkların tedavisinde faydalı olduğunu açıklayan

---

[128] Min Jiang, et al. Efficacy and Safety of Sea Salt-Derived Physiological Saline Nasal Spray as Add-On Therapy in Patients with Acute Upper Respiratory Infection: A Multicenter Retrospective Cohort Study Med Sci Monit. 2021 May 11;27:e929714. doi: 10.12659/MSM.929714.

[129] Jantch. Cutaneous Na+ storage strenghtens the antimicrobial function of the skin and boosts macrophge-driven host defense. Cell Metab 21(3): 493-501.

bilimsel çalışmalar bulunmaktadır.[130]

ABD, Nashville Vanderbit Üniversitesi Tıp Fakültesi'nde, Jens Titze ve arkadaşlarının farelerde yaptıkları araştırmada, farelere az tuzlu diyet verildiği halde ciltlerinde oluşan yaralı dokularda aşırı miktarda tuz birikmiş olduğu gözlemlenmiştir.

BU OLDUKÇA İLGİNÇ ÇALIŞMADA, CİLDİN YARALANMIŞ MİKROBİK BÖLGESİNE TUZ GÖNDERİP MİKRO ÇEVREYİ TUZLAYARAK PATOJEN VİRÜS VE BAKTERİ ÇOĞALMASININ ÖNÜNE GEÇİLDİĞİNİ AÇIKLAMIŞLARDIR.[131, 132]

"They hypothesized that the body was shuffling salt to infected skin to protect against invaders. In other words, 'we are salting our cells in order to protect ourselves' says Jonathan Jantsch, a microbiologist at the University of Regensburg in Germany and first author on the study, which appears in the current issue of..." Cell Metabolism.

Özetle *"We are salting our cells in order to protect ourselves"* yani, "KENDİMİZİ KORUMAK İÇİN HÜCRELERİMİZİ TUZLUYORUZ" demişledir.

Asırlardan beri dile getirilen ve modern tıp uygulamaları nedeniyle unutturulan ve GÖZ ARDI EDİLEN BU GERÇEK, bilimsel tıp dergisinde 2015 yılında yayınlanmıştır.

Tuzlu su, ellerimizin derisinde bulunan tüm virüs ve bakterileri öldürdüğü gibi, ağız, burun ve boğaz mukozasında ve tükürüğümüzde bulunan patojen virüs ve bakterileri de öldürür.

AĞIZ, BURUN VE BOĞAZ MUKOZASI vücudumuzu kaplayan, derimiz gibi dışarı ile doğrudan ilişkisi olan, soluduğumuz hava ve dış mekân ile direkt teması olan İÇ DERİMİZ olarak kabul edilmektedir.

Bütün vücudu kaplayan derimiz, vücudumuzun en geniş kapsamlı DETOKS organıdır, unutmayalım.

ABD'de Haloterapi Merkezi bulunan ve senelerden beri HALOTERAPİ uygulamakta olan Dr. Nita Desai, *"The salt itself has a specific anti-inflammatory effect on the mucous membranes, decreasing inflammation in*

---

[130] Woehrle, T., et al., Hypertonic stressregulates T cell function via pannxin-I hemichannels and P_2X receptors. J Leukoc Biol 88(6):1181-1189.

[131] Jens Titze, et al. osmotically inactive skin Na+ storage in rats. Am J Physiol Renal Physiol 285: F1108-F1117, July 29, 2003.

[132] Jens Titze, et al. Glycosaminoglycan polymerization may enable osmotically inactivate Na+ strorage in the skin. 2004. Am J of Physiology-Heart and Circulary Physiology 287 (19): H203-H208.

the airways," demiştir, yani TUZUN özellikle ağız, burun, boğaz mukozalarında ve solunum yolları mukozlarında inflamasyonu azalttığını, yani ANTİENFLAMATUVAR etkisi olduğunu bildirmiştir.

ABD'de Rutgers Üniversitesi, Robert Wood Johnson Hastanesi'nde çalışmakta olan Prof. Dr. Leonard Bielory, üst solunum yolları mukozasında oluşan yoğun müköz sekresyonun temizlenmesinde tuzlu suyun etkisini bilimsel olarak açıklamıştır: *"The reason salt works in creating mucous clearance is that when salt is used as an osmotic gradient, it pulls water out."* [133, 134]

Prof. Bielory, hipertonik (yüksek konsantrasyonlu) bir sıvı olan tuzlu suyun suyu hücrelerden dışarı çekerek yoğun ve mükoid sekresyonu sulandırdığını, solunum yollarında biriken yoğun müköz sekresyonun akışkanlığını artırması sonucu solunum yollarının tıkanıklığının önüne geçildiğini bildirmiştir.

Bu nedenle, yoğun olan yapışkan sekresyon ya da balgam sulanarak yumuşayıp öksürükle dışarı atılması kolaylaştığından nefes darlığı düzelmekte, rahat nefes alınabilmektedir.

Ayrıca, kristal kaya tuzunda bulunan doğal magnezyum, potasyum ve diğer birçok doğal mineral tuzlarının kronik hastalıkları önlemekte, hastalanmayı engellemekte de önemli faktörler olduğu birçok çalışma ile gösterilmiştir. [135, 136]

Daha önce de açıklamış olduğum çalışmanın detaylarını burada vermek istiyorum. Araştırmacılar 2011 yılında *Jama* mecmuasında, çok merkezli bir çalışmanın sonuçların yayınlamışlardır. 3681 kalp hastası ortalama 7,9 sene süreyle izlenmiş. AZ TUZLU DİYETLE BESLENEN GRUPTA KALP KRİZİ VE ERKEN ÖLÜM ORANININ ARTTIĞI BİLDİRİLMİŞ. [137, 138] Diyetinde en düşük miktarda tuz kullanan hastaların

---

[133] Med Sci Monit 2021 May 11;27:e929714. doi: 10.12659/MSM.929714

[134] Allergies and Your Sinuses: Fighting Allergic Rhinitis-WebMD
https://www.webmd.com Nasal allergies can also lead to other conditions such as sinus. says *Leonard Bielory*, MD, an allergy and immunology *professor* at Rutgers, 24 Nis 2018.

[135] Faryadi Q."The magnificent effect of magnesium to human health: a critical review," *International Journal of Applied Science and Technology*, vol. 2, no. 3, pp. 118-126, 2012.

[136] M. Michelle,et al. "The major minerals and water," in *Nutritional Sciences: From Fundamentals to Food*, pp. 517-525, Peter Marshall, 7th edition, 2007.

[137] Katarzyna S-S, et al. Fatal and Nonfatal Outcomes, Incidence of Hypertension, and Blood Pressure Changes in Relation to Urinary Sodium Excretion.JAMA, (May 4, 2011. Vol. 305, N.17.

[138] Conclusions In this population-based cohort, Lower sodium excretion was associated with higher CVD mortality. JAMA. 2011; 305 (17):1777-1785.

ölüm oranı %4,1 olarak bulunmuş. Diyetinde orta derecede tuz kullanan hastaların ölüm oranı %1,95, diyetle yüksek tuz kullanan grubun ölüm oranı ise %0,8 olarak bulunmuş. Yani, düşük tuzlu diyet grubundaki hastaların, yüksek tuz kullanan hastalardan 5 kat daha fazla kalp krizinden hayatlarını kaybettiklerini bildirmişledir.

Sonuç

Doğal kristal kaya tuzu ile gargara yapmak ya da su ile karıştırıp içmek, 400'e yakın rino virüs (sürekli burnumuzda yaşayan, her kış nezleye sebep olan virüslerin bir kısmı), influenza A ve B virüsleri, SARS-CoV-2 ve varyant virüslerin ve bakterilerin yaptığı grip infeksiyonlarına karşı koruma ve korunma sağlar. Tüm patojenik virüsler öldüğünden dolayı çevresel bulaşma da önlenmiş olur.

Kristal kaya tuzunu (halite mineralini) nasıl kullanmalıyız?

Alerjik rinit ve alerjik sinüzit şikâyetlerini hafifletmek, burun akıntısını kesmek ya da tıkanıklığını açmak ve rahat nefes alabilmek için aşağıdaki basit kristal kaya tuzu ile solüsyon formülünü uygulamak doğal ve kolay bir çözümdür.

Deniz tuzu da kristal kaya tuzu gibi doğal mineralleri içermektedir. Deniz tuzu ile yapılan çalışmalarda immün sistemin HİSTAMİN üretmesini engellediği ve bu nedenle balıkların çürümesini önlediği de gösterilmiştir.[139]

Asırlardan beri farklı kültürlerin mutfaklarında benzer şekilde uygulanan lakerda, tuzlanmış hamsi, çiroz gibi geleneksel balık saklama yöntemi, kristal kaya tuzu ile tuzlama sayesinde gerçekleşmektedir.

KRİSTAL KAYA TUZU İLE SOLÜSYON FORMÜLÜ
Malzemeler
- 1 çay kaşığı kristal kaya tuzu
- 1 çay kaşığı sodyum bikarbonat (İngiliz karbonatı)
- 1 bardak kadar (200 ml) içme suyu

---

[139] M. A. Mansur1 et al. Fish. Res.2 (1), 1998 : 73-82 Effect of salt on the level of histamine in preserved fish. Horner The University of Hull International Fisheries Institute, Hull, England.

Hazırlama ve kullanım şekli

1 su bardağı içme suyunun içine kristal kaya tuzu ve sodyum bikarbonat katılıp eriyinceye kadar karıştırılır, aç karnına içilir.

Notlar:

- Tuzlu suyu birdenbire içemeyenler, bir tatlı kaşığı kristal kaya tuzunu ortalama on bardaklık (2,5 litre) bir sürahiye ekleyip karıştırdıktan sonra gün boyu susadıkça içebilir.
- Tuzlu su içmeyi tercih etmeyenler, mercimek büyüklüğünde bir parça kristal kaya tuzunu dilleri üzerine koyarak yavaş yavaş emebilirler.

İyi anla!

- Rafine olmuş, birçok sentetik toksik kimyasal eklenerek işlenmiş sofra tuzu, rafine olmamış kristal kaya tuzu veya deniz tuzu ile aynı etkiyi göstermez. Aksine birçok toksik kimyasal madde içerdiğinden dolayı zaten alerjik bünyesi olan kişilere zarar verebilir.
- Kristal kaya tuzu ile solüsyon karışımı burun mukozasını nemlendirdiği gibi, burun akıntısını durdurma etkisi de vardır. Aynı zamanda ANTİVİRAL ve ANTİBAKTERİYEL etkisi ile tüm grip virüslerinin ve bakterilerin azalmasını sağlayacak, çevreye yayılmasını ve kişilere bulaşmasını önleyecektir.
- Alerjik astım, burun tıkanıklığı gibi alerjik şikâyetlerin sebebi olan HİSTAMİN yapımı da durdurulacak ve engellenecektir.
- İstanbul Tıp Fakültesi'nde eğitim gördüğüm yıllarda, eşimin kuzeni, Kulak Burun Boğaz Uzmanı, Çapa Tıp Fakültesi Dekanlığı ve Çapa Kulak Burun Boğaz Kürsü Başkanlığı yapmış olan duayen Profesör Operatör Safa Karatay, hastalarına burunlarını tuzlu su ile ıslatmalarını ve burunlarından nefes almalarını salık verirdi.
- İngiltere Oxford Üniversitesi Hastanesi Kulak Burun Boğaz Hastalıkları Bölümü'nden Prof. Martin Burton da, tuzlu suyun alerjik rinit ve alerjik/kronik sinüzitlerde ANTİHİSTAMİNİK etkisi olduğunu bildirmektedir.[140]
- Ayrıca, İngiltere Oxford Radcliffe Hastaneleri'nde, alerjik sinüziti olan hastalara tuzlu su ile burunu yıkamayı açıklayan el kitabı da dağıtılmaktadır. Tuzlu suyun alerjileri önleyen bir ANTİHİSTAMİNİK etkisi olduğu bildirilmiştir.[141, 142]
- TUZLU SU LENFATİK SİSTEMİ (LENF DÜĞÜMLERİ, DALAK VE TİMÜS BEZİ) GÜÇLENDİRİR. Vücutta yeterli oranda tuz bulunduğu zaman lenfatik

---

[140] Martin Burton . Prof. Otolaryngologist. Oxford University Hospitals NHS Foundation TRUST and Fellow in Clinical Medicine et Baylor College.

[141] Salt water-allergic-rhinitis-hay-fever-dust-mite-allergies. www.evidentlycochrane.net.

[142] The Best Natural Antihistamine: Unprocessed Salt and Water. www.watercures.org

dolaşım sistemi ve beyaz kan hücrelerimizin hafıza görevini üstlenmiş olan lenfositler daha güçlü olarak çalışır. Tüm virüs ve bakterilere karşı bağışıklık sistemi ve hücresel immünite güçlenmiş olur.

- TUZLU SU BAĞIŞIKLIK SİSTEMİNİ VE İMMÜN SİSTEMİ GÜÇLENDİRİR. İmmün sistemi düzenleyen ya da kontrol eden hormonlardan biri, böbreküstü bezlerimizden salgılanan kortizol hormonudur. Kortizol ve böbreküstü bezlerinden salgılanan birçok enzim ve hormonun yeterli ve etkili bir şekilde salgılanabilmesi için, dengeli bir şekilde sodyum klorür ve başta potasyum ve magnezyum tuzları olmak üzere, tüm 84 minerale ihtiyaç vardır. Organ ve organizmanın nötral asit/alkali dengesi, bu şekilde bozulmadan sağlanacaktır.

- MAGNEZYUM TUZLARI, ORTAMI ALKALİ YAPAN TUZLARDIR. Bir organizmada 200-300 enzimatik reaksiyona ko-faktörlük yapar ve canlı bir organizmada hayati önemi olan çeşitli magnezyum Mg++ tuzları vardır. Örnek verecek olursak, MAGNEZYUM BİKARBONAT doğal olarak doğada bulunan bir tuzdur. Hücre çekirdeğinde bulunan, küçük fabrikalar diye adlandırdığımız, fonksiyonları dumura uğramış olan MİTOKONDİRİYALARI tamir eden önemli bir mineral tuzudur. Bu şekilde mitokondriyaları tamir ederek hücrelerin azalmış olan enerjilerini geri kazanmalarını sağlarlar. Hücre çekirdeğinde bulunan bu küçük fabrikaların, yani MİTOKONDRİYALARIN adeta roket yakıtı olarak görev yaparlar. Sonuç olarak canlı hücreler rahat nefes almaya başlar ve fabrika artıklarının rahatlıkla hücrelerden atılmasını sağlarlar. MAGNEZYUM BİKARBONAT ile yumuşak dokular gevşer[143] ve tekrar normal fizyolojik olarak görevlerini yapmaya başlarlar.

- Ben, senelerden beri kan magnezyum değeri düşük olan hastalarıma saf magnezyum yağını ciltlerine sürerek kullanmalarını önermekteyim. Transdermal, yani deriden emilerek vücuda giren MAGNEZYUM en etkili yol olarak kabul edilmektedir. Cildimizden emilerek doğrudan kan dolaşımına giren MAGNEZYUM tuzunun, kısa sürede ortamda oluşturduğu ALKALİ etkisi nedeniyle ANTİENFLAMATUAR gücünün hemen ortaya çıktığı bildirilmiştir.[144] Doğal fermantasyon sirke ve limon suyunun vücuda girince ALKALİ ve ANTİENFLAMATUAR etki göstermesi, içeriklerinde Mg++ tuzunun yüksek oranda bulunmasından dolayıdır.[145]

---

[143] Li Q, et al.Magnesium carbonate-containing phosphate binder prevents connective tissue mineralization in Abcc6(-/-) mice-potential for treatment of pseudoxanthoma elasticum. J.Clin Transl Sci. 2009 Dec;2(6):398-404. doi:10.1111/j.1752-8062.2009.00161.x.PMID: 20443931.

[144] Kim KS. et al.Effect of magnesium carbonate on the solubility, dissolution and oral bioavailability of fenofibric acid powder as an alkalising solubilizer. Arch Pharm Res. 2016. Apr;39 (4):531-538. doi: 10.1007/s12272-015-0701-9. Epub 2016 Mar 18.PMID: 26992922

[145] Lopez-Heredia MA, et al.Mineralization of gellan gum hydrogels with calcium and magnesium carbonates by alternate soaking in solutions of calcium/magnesium and carbonate ion solutions. Tissue Eng Regen Med. 2018 Aug;12(8):1825-1834. doi: 10.1002/term.2675. Epub 2018 Jun 27.PMID: 29701014.

Acil servislerde hayat kurtaran serum fizyolojik ne kadar tuz içerir?

Hastalara, en kritik durumlarda, yoğun bakım ve acil servislerde hayat kurtarıcı olarak uygulanan SERUM FİZYOLOJİK %0,9 oranında tuz içermektedir.

Serum fizyolojik de ayrıca buğu olarak, burun spreyi ve ağız yıkamaları için kullanılmakta ve eczanelerde halkımıza şişelenmiş olarak da satılmaktadır. KBB uzmanları ve çocuk hekimleri tarafından burun tıkanıklığının açılması, rahat nefes alınabilmesi amacıyla üst solunum enfeksiyonlarına ve alerjik/kronik rinit ve sinüzitli hastalara sıklıkla önerilmektedir.

Bazı şartlarda, kronik sinüziti olan hastaların sinüsleri operasyon ile delinerek tuzlu su ile yıkanmaktadır. Bu da önemli bir tedavi yöntemidir. Kronik burun tıkanıklığı ve kronik sinüziti olan hastalara, faydalarından dolayı eczanelerimizde senelerden beri deniz suyu/okyanus suyu reçetesiz olarak satılmaktadır.

Haloterapi nedir, nasıl uygulanır?

Kristal kaya tuzu ile tedaviye tıp dilinde Haloterapi denilmektedir. Kronik maksiller sinüzit tedavisinde, operasyon ile sinüslerin delik açılmaksızın tuzlu su ile rahatlıkla yıkanarak temizlenebildiği ve tedavi etmenin mümkün olduğu birçok bilimsel çalışmada gösterilmiştir.[146, 147]

BH Bowser da yaptığı çalışmalarla tuzlu suyun faydalarını açıklamıştır: *"Steril tuzlu su/saline, tıpta rutin olarak inhalasyon yolu ile intravenöz/ IV (damar içine verilerek), burna çekilerek ya da burun spreyi olarak kullanılmaktadır. Hipertonik (yüksek konsantrasyonlu) tuzlu su, dokularda birikmiş suyun, yani ödemin çözülmesine de yardımcı olmaktadır."*[148, 149]

[146] Grigor'eva NV. [Halotherapy in combined non-puncture therapy of patients with acute purulent maxillary sinusitis] Vestn Otorinolaringol. 2003;(4):42-4. Russian.

[147] Rabaga D., et al. Efficacy of Daily hypertonic saline nasal irrigation among patients with sinusitis: a randomized controlled trial J Fam Pract 2002,51(12): 1049-55.

[148] B H Bowser, et al. A prospective analysis of hypertonic lactated saline v. Ringer's lactate-colloid for the resuscitation of severely burned children. 1986 Aug;12(6):402-9.doi: 10.1016/0305-4179(86)90035-5.

[149] Bowser B H, et al. *Fluid requirements of severely burned children up to 3 years old: hypertonic lactated saline vs. Ringer's lactate-colloid.* Burns Incl Therm Inj. 1986. Dec;12(8):549-55. doi: 10.1016/0305-4179(86)90004-5.PMID: 3454687.

Hepimizin bildiği gibi deniz suyu da hipertonik (yüksek konsantrasyonlu) olan tuzlu bir sudur.

Deniz suyunun MAGNEZYUM içeriği onu alkali, yani pH değerini oldukça yüksek yapmaktadır. DENİZ SUYU aynı zamanda İYOTLU BİR SUDUR.

Dr. Mark Sircus, *Sodium Bicarbonate. Nature's Unique First Aid Remedy* adlı kitabında, SODYUM BİKARBONATLI SU ile İYOT karışımının güçlü ve geniş spektrumlu bir ANTİMİKROBİYAL etkisi olduğunu bildirmiştir.[150]

Alkali olan iyotlu deniz suyu, geniş spektrumlu (geniş kapsamlı) bir antibiyotik gibi mikropları öldürebilmektedir. Üstelik sentetik ilaç formundaki geniş spektrumlu antibiyotikler ağız, burun, boğaz, deri ve bağırsaklarda bulunan koruyucu dost mikrobiyomu yok ediyorken, İYOTLU DENİZ SUYU bu zararlı yan etkilerden muaftır.

Deniz suyu cildimizde olduğu gibi, ağız, burun boğaz mukozasında ve mide, incebağırsak ve kalınbağırsak epitellerinde bulunan doğal ve dost mikrobiyomu beslemekte ve çoğaltmaktadır. Bu nedenle tüm virüslerden ve bakteri enfeksiyonlarından korunmakta ve alerjik reaksiyonları önlemekte son derece güçlü bir etkendir.

TABİATTAN GELENİ, DOĞAL OLANI KÜÇÜMSEMEK YA DA ALAY ETMEK ASLINDA BİLİMİ KÜÇÜMSEMEK, BİLİMSEL GERÇEKLERLE ALAY ETMEK DEMEKTİR.

Hidrofobik virüs ne demek?

Kimya mühendisi ve çevre uzmanı olan sayın Prof. Mustafa Öztürk, SARS CoV-2 virüsünün hidrofobik, yani suyu sevmeyen bir virüs türü olduğunu açıklamıştır. Solunan havadaki tuz oranı arttıkça SARS CoV-2 virüs enfeksiyonundan ölüm oranının azaldığını söylemiştir.[151] HİDROFOBİK (suyu sevmeyen, sudan korkan) SARS CoV-2 virüsü, hidrofobik C-terminal proteinine sahiptir. Bu nedenle suyu sevmez.

Prof. Öztürk'e göre, SARS CoV-2 nedeniyle ölüm oranı yüksek olan şehirlerde, havadaki tuz miktarı düşük olarak ölçülmüştür (0,196 µg/m3). SARS CoV-2 nedeniyle ölüm oranı düşük olan şehirlerin havalarında ise

---

[150] Dr. Mark Sircus. Sodium Bicarbonate. Nature's unique first aid remedy. ISBN 978-0-7570-0394-3. 2014 USA.
[151] https://twitter.com/ozturk_mustafa/status/1269244509587738624

tuz içeriği oldukça yüksek olarak bulunmuştur (0,81 µg/m3). Yaz aylarında sıcaklığın artması ile kıyı şehirlerimizde havadaki tuz oranı da artmaktadır. Bu bağlamda solunan havada tuz oranı yüksek olursa SARS CoV-2 virüsünün daha az yayıldığı tespit edilmiş.

Bu nedenlerle, kıyılarımızda kalabalığa karışmadan açık havada uzun uzun yürürsek, kalabalığa karışmadan sık sık denize girersek, SARS CoV-2 virüsünün bulaşması ve yayılması azalacaktır ve enfeksiyona yakalanmamız bu şekilde uygulama sonucu kolayca önlenecektir.

Bu noktada hipertonik (yüksek konsantrasyonlu) deniz sularımızın tuzluluk oranlarını açıklamayı bir borç biliyorum:

1. Karadeniz'de tuzluluk oranı binde 18,

2. Ege Denizi'nde tuzluluk oranı binde 25,

3. Akdeniz'de tuzluluk oranı binde 36'dır,

4. Marmara Denizi'nde tuzluluk oranı, Karadeniz'den gelen üst akıntılardan dolayı üst kısımlarda binde 23'tür. Marmara Denizi'nin güney kısımlarında ise binde 36 civarındadır. Ege Denizi'nin kuzeyinde tuzluluk oranı %33, güneyinde ise binde 37 seviyesindedir.[152]

Deniz suyunda mineral var mı?

ANTİBAKTERİYEL, İYOTLU ve HİPERTONİK deniz suyunda, Na+Cl ile birlikte ayrıca kristal kaya tuzunda bulunan birçok temel mineral de bulunmaktadır. Bu nedenle deniz suyu da alkalidir. Kalsiyum Ca++, Magnezyum Mg++,[153] Potasyum K+, Kromiyum Cr,[154] Selenyum Se, Çinko Zn, Vanadyum V gibi birçok minerali dengeli olarak içermektedir.

Deniz suyunun bilinmeyen başka faydaları var mı?

Örneğin deniz suyunun eklendiği süt ile mayalanan yoğurdun ve tüm fermente gıdaların ANTİBAKTERİYEL etkilerinin arttığı birçok bilimsel

---

[152] Türkiye denizlerinin tuzluluk oranı nedir? www.habererk.com › gundem › turkiye-denizlerinin tuzlulu oranları.

[153] Y. Ouchi, et al. "Effect of dietary magnesium on development of atherosclerosis in cholesterol-fed rabbits," *Arteriosclerosis, Thrombosis, and Vascular Biology*, vol. 10, no. 5, pp. 732-737, 1990.

[154] S. Lewicki, et al., "The role of chromium III in the organism and its possible use in diabetes and obesity treatment," *Annals of Agricultural and Environmental Medicine*, vol. 21, no. 2, pp. 331-335, 2014.

çalışmada gösterilmiştir.[155, 156, 157]

Deniz suyunda bekletilmiş olan yeşil çay yapraklarının ANTİOKSİDAN etkisinin çok daha fazla arttığı da gösterilmiştir.[158, 159]

İYOTLU ve HİPERTONİK olan deniz suyunun, başta SARS CoV-2 olmak üzere bütün virüsleri yok ettiği, güçlü bir antibakteriyel etkisinin bulunmasının dışında bilinen birçok sağlık sorununu da doğal olarak giderdiği gösterilmiştir. Örnek verecek olursak, yayınlanmış olan birçok deneysel laboratuvar çalışması sonucu tansiyonu, kolesterolü ve kan yağlarını düzenlediği, obezite, diyabet, karaciğer yağlanması gibi kronik hastalıkları giderebildiği bildirilmiştir.[160, 161, 162, 163, 164, 165, 166, 167, 168]

HİPERTONİK VE İYOTLU olan deniz suyunun ayrıca atopik egzama ve dermatit gibi alerjik ve kronik cilt hastalıklarına da iyi geldiği birçok bilimsel çalışmada bildirilmiştir.[169, 170]

[155] C. M. Villanueva, et al., "Assessing exposure and health consequences of chemicals in drinking water: current state of knowledge and research needs," *Environmental Health Perspectives*, vol. 122, no. 3, pp. 213-221, 2014.

[156] S. M. Kang, et al. "Effect of yogurt containing deep sea water on health-related serum parameters and intestinal microbiota in mice," *Journal of Dairy Science*, vol. 98, no. 9, pp. 5967-5973, 2015.

[157] C. L. Lee, "The advantages of deep ocean water for the development of functional fermentation food," *Applied Microbiology and Biotechnology*, vol. 99, no. 6, pp. 2523-2531, 2015.

[158] Myong-S B, et al. Effect of deep sea water on the antioxidant activity and catechin content of green tea. Journal of Medicinal Plant Reaserch. 4(16): 1662-1667, Sept.2010.

[159] Wen-Ying H, et al. Effects of Water Solutions on Extracting Green Tea Leaves. The Scientific World Journal. Volume 2013 ID 368350 | https://doi.org/10.1155/2013/368350

[160] M.J. Sheu, et al., "Deep sea water modulates blood pressure and exhibits hypolipidemic effects via the AMPK-ACC pathway: An *in Vivo* Study," *Marine Drugs*, vol. 11, no. 6, pp. 2183-2202, 2013.

[161] S. He, et al. "Modulation of lipid metabolism by deep-sea water in cultured human liver (HepG2) cells," *Marine Biotechnology*, vol. 16, no. 2, pp. 219-229, 2014.

[162] M.H. Chang, et al. "Effects of deep-seawater on blood lipids and pressure in high-cholesterol dietary mice," *Journal of Food Biochemistry*, vol. 35, no. 1, pp. 241-259, 2011.

[163] M. Kimura, et al., "Effect cholesterol level in plasma of rats by drinking high magnesium water made from deep sea water," in *Proceedings of the MTS/IEEE Oceans (OCEANS '15)*, pp. 1965-1966, Honolulu, Hawaii, USA, November 2001.

[164] B. G. H, et al. "Effects of balanced deep-sea water on adipocyte hypertrophy and liver steatosis in high-fat, diet-induced obese mice," *Obesity*, vol. 22, no. 7, pp. 1669-1678, 2014.

[165] J.L. Shen, et al., "Effects of deep-sea water on cardiac abnormality in high-cholesterol dietary mice," *Journal of Food Biochemistry*, vol. 36, no. 1, pp. 1-11, 2012.

[166] B. G. Ha, J. "Modulation of glucose metabolism by balanced deep-sea water ameliorates hyperglycemia and pancreatic function in streptozotocin-induced diabetic mice," *PLoS ONE*, vol. 9, no. 7, Article ID e102095, 2014.

[167] B. G. Ha, et al. "Anti-diabetic effect of balanced deep-sea water and its mode of action in high-fat diet induced diabetic mice," *Marine Drugs*, vol. 11, no. 11, pp. 4193-4212, 2013.

[168] I.S. Chen, et al.. "Alleviative effects of deep-seawater drinking water on hepatic lipid accumulation and oxidation induced by a high-fat diet," *Journal of the Chinese Medical Association*, vol. 76, no. 2, pp. 95-101, 2013.

[169] Y. Hataguchi, et al. "Drinking deep-sea water restores mineral imbalance in atopic eczema/dermatitis syndrome," *European Journal of Clinical Nutrition*, vol. 59, no. 9, pp. 1093-1096, 2005.

[170] H. Kimata, H, et al."Reduction of allergic skin responses and serum allergen-specific IgE and IgE-inducing cytokines by drinking deep-sea water in patients with allergic rhinitis," *Oto-Rhino-Laryngologia Nova*, vol. 11, no. 6, pp. 302-303, 2001.

Sonuç

Sonuçta gerek hipertonik (yüksek konsantrasyonlu) kristal kaya tuzlu su, gerek hipertonik (yüksek konsantrasyonlu) ve iyotlu olan deniz suyu ile gargara yapmak, ağız, burun ve boğaz mukozalarını temizlemekte ve SARS COV-2 virüsü, 400'e yakın RİNO virüs ve influenza-A ve influenza-B virüslerinin ve diğer grip virüslerinin alt solunum yollarına inmelerini engellemekte, çevreye yayılmayı, bulaşmayı da önlemektedir.

Birçok ölüme neden olan ARS, yani *"acute respiratory sendromu*/akut solunum yetersizliği" başlangıcını ve ciddi bir komplikasyona dönüşmesini önlemektedir.

Gargara yapmak, yani ağzı çalkalamak kolaydır, her yaşta, her zamanda ve her koşulda herkesin kolaylıkla uygulayabileceği son derece basit ve ucuz, virüslerden hastalanmayı önleyen önemli bir yöntemdir.

Özellikle tüm sağlık çalışanlarının ve kalabalık evlerde yaşamak zorunda olan kişilerin, kapalı ortamlarda çalışma zorunluğunda olan kişilerin, hastalık olsun ya da olmasın, sık sık karbonatlı ve kristal kaya tuzlu su ile gargara yapmalarının hayati önemi bulunmaktadır.

Dokuzuncu Bölüm

İYOT NEDEN OLMAZSA OLMAZ?

İyodun sağlığa faydalarını açıklar mısınız?

İyodun ne olduğu henüz daha keşfedilmemişken/bilinmezken, asırlar boyunca şifa sağlamak amacıyla "deniz yosunu" sıhhat bahşedici olarak yaygın bir şekilde (iyot içeriğinin yoğun olduğunu biliyoruz) kullanılmıştır.

MÖ ve MS deniz yosunu = iyot kullanımını şu şekilde özetlememiz mümkündür:

Milattan önce (MÖ) deniz yosunu kullanımı:

- MÖ 15.000, İtalya Tuscany, Monteverdi'de yapılan arkeolojik kazılarda, deniz yosununun tıbbi ilaç olarak kullanıldığı ortaya çıkmıştır.
- MÖ 2.700, Çin'in ünlü *Pen Tao* adlı ilaç kataloğunda, deniz yosununun guatr ve çeşitli tümörlerin tedavileri için kullanıldığı bildirilmektedir.
- MÖ 1550, Mısır'ın tıbbi papirüs dokümanlarında, deniz yosunlarının meme kanseri tedavisi için kullanıldığı bildirilmiştir.
- MÖ 460, modern tıbbın babası olan ve İstanköy'de yaşayan Hipokrat, guatr için deniz yosunu kullanmıştır.

Milattan sonra (MS) deniz yosunu ve iyot kullanımı:

- MS 100, natüralist, hukukçu, filozof Pliny the Elder, guatr için deniz yosunu külünün kullanılmasını önermiştir.
- MS 400, Çinli Hekim Ke-Hung, guatr hastaları için deniz yosunu kullanmıştır.
- Orta çağlarda, hekim ve filozof olan İbn-i Sina ve Galen, deniz yosununun ilaç olarak önemini vurgulamışlardır.
- MS 1779, İngiliz Coventry Önerileri'nde yanmış deniz süngerlerinin faydalı olan gizli formülü yayınlanmıştır.
- MS 1811, Fransız Bernard Courtois, Napolyon ordusunun topları için deniz yosunlarını yakıp toz hazırlarken, bir kaza sonucu deniz yosunu küllerinden İYOT meydana geldiğini gözlemlemiştir. Fransa'da, 1811 yılında bu şekilde bir kaza sonucu DENİZ YOSUNUNDA İYOT bulunduğu ilk kez keşfedilmiştir.
- MS 1813, yeni keşfedilmiş olan iyot elementi, JL Lussac tarafından mor (viyolet) renginden dolayı resmen İYOT olarak adlandırılmıştır. İyot, eski Yunancada viyolet (mor) demektir.

- MS 1815-1816, Dr. William Prout, iyodu ilk defa guatr tedavisinde başarılı olarak kullandığını bildirmiştir.

- MS 1819, Dr. Coindet, İYOT SOLÜSYONU olan tentürdiyodu, guatr hastasını tedavi etmek amacıyla bir ilaç olarak kullandığını ve hastanın guatrının bir hafta içinde küçüldüğünü açıklamıştır. Dr. Coindet'in bu başarısı 75 yıl sonra resmen kabul edilmiştir.

- MS 1820'ler, akciğer hastalıklarının tedavisi için İYOT BUHARI kullanılmaya başlanmıştır (hastanelerde ve evlerde önceleri hasta yataklarının etrafına deniz yosunu yayılması bir gelenekti). Avrupa'da başta tüberküloz olmak üzere akciğer hastalıkları bu tarihlerde çok yaygın olduğu için, bu alanda birçok bilimsel yayın ortaya çıkmaya başlamıştır. Bu nedenle inhalasyon için İYOT BUHARINI soluma amaçlı aletler dahi üretilmiştir. Ayrıca akut ve kronik akciğer hastaları için yaygın olarak İYOT ODALARI yapılarak kullanılmaya başlanmıştır.

- MS 1821, Fransa'da Francois Magendie, Fransa Farmakopedisi'ne, yani resmi ilaç listesine İYODU ilaç olarak resmen eklemiştir. Bu tarihten itibaren Fransız hekimler boğmaca, astım, kangren, gut, sağırlık, ülser gibi birçok çeşitli hastalıkta resmileşmiş olan İYODU yaygın bir şekilde reçete etmeye başlamışlardır.

- MS 1829, LUGOL adında bir Fransız hekimi, Avrupa'nın baş derdi olan tüberkülozun tedavisi için, adıyla markalaşmış olan LUGOL SOLÜSYONUNU ilk kez üretmiştir. Lugol solüsyonu, medikal olarak 1829 tarihinden itibaren yaygın bir şekilde tıp dünyasında oldukça geniş kapsamlı olarak birçok hastalığın tedavisinde kullanılmaya başlanmıştır.

- MS 1830, Sir Charles Sycamore, LUGOL SOLÜSYONU inhalasyonunun buğu tedavisi ile başarıyla tedavi ettiği tüberküloz vakalarını 1934 yılında Edinburgh tıp dergisinde yayınlamıştır: *Cases illustrating the Remedial Power of the Inhalation of Iodine and Conium in Tubercular Phyhisis.*[171]

- MS 1830, LUGOL SOLÜSYONU sifilis, yani frenginin üçüncü evresinde yaygın olarak kullanılmaya başlanmıştır. Sifilis lezyonlarını küçülttüğü için, "lugol solüsyonu" kullanılmaya başlamadan önce, sifilis

---

[171] Edinb Med Surg J. 1834 Apr 1; 41(119): 460-464. PMCID: PMC5761225. Cases Illustrating and Confirming the Remedial Power of the Inhalation of Iodine and Conium in Tubercular Phthisis, and Various Disordered States of the Lungs and Air-Passages.

hastalığında görülen beyin lezyonlarına ameliyat yapılması yasaklanmış ve suç sayılmıştır. Bu bağlamda, sifilis hastası olan ünlü ressam Vincent Van Gogh, sifilis hastası olan kardeşi Theo'ya yazdığı bir mektupta, lugol solüsyonu kullanmasının sağlığına iyi geleceğini bildirmiştir.

- MS 1831, JB Boussingalt, guatrı önlemek amacıyla sofra tuzlarına İYOT tuzu eklemeyi önermiştir. Bu önerisi ancak 100 yıl sonra kabul edilmiş ve gerçekleşmiştir.
- MS 1840, Fransa'da, Dr. Jean Velpeu ve arkadaşları, meme ve over kanserinde lugol solüsyonu kullandıkları vakalarını yayınlamışlardır.
- MS 1840'larda, ağrılı sert memelerin (fibrokistik meme) ağrılarını gidermek amacıyla memelere lugol solüsyonu sürüldüğü bildirilmiştir.
- MS 1851, Londra, Hyde Park'ta bulunan Kristal Palasta, ilaç firmalarının sergilediği birçok İYOTLU ürünün faydalarının tanıtımı yapılmıştır.
- MS 1860'larda, Amerika iç savaşı sırasında, sahra hastanelerinde lugol solüsyonu şişeleri ve askerlerin acil yardım çantalarında lugol solüsyonu mataraları bulundurmaları şartı getirilmişti.
- MS 1862, LUGOL SOLÜSYONU ilk kez savaş alanlarında, ANTİSEPTİK etkisi nedeniyle kullanılmaya başlanmıştır. Bu nedenle, askerler mataralarında lugol solüsyonu taşımışlardır.
- MS 1864, İngiltere'de ilk olarak "British Pharmacopoeia", yani kullanılabilir resmi ilaç listesi yayınlandı. Böylece resmen ilaç listesinde, lugol solüsyonunun dezenfektan olarak, tablet olarak, damla olarak, sıcak su küvetlerinde, cilde sürülerek, sabunlarda, şuruplarda, şaraplarda, pudralarda, fitillerde ve buhar inhalasyonu ile kullanılması önerildi ve kullanılmaya başlandı.
- MS 1883, lugol solüsyonu ilk kez bir yağ kisti içine injekte edilmiş ve yağ kistinin tedavi edildiği bir vaka bildirilmiştir.
- MS 1899, "Merck Manual"da, lugol solüsyonunun/iyodun tümörlerin tedavisi için en sık kullanılan madde olduğu yayınlanmıştır. Prostat hastalığı ve hemoroid tedavisinde kullanılmak üzere İYOTLU FİTİLLER üretilmeye başlanmıştır
- MS 1900, İYOTLU YAĞLI KREM preparatları, meme ağrıları ve diğer vücut ağrıları için kullanılmaya başlanmıştır.
- MS 1910, İngiliz Kızıl Haçı, MİKROPLARIN SOLUNUM YOLUYLA VÜCUDA GİRMESİNİ ÖNLEME AMACIYLA İYOTLANMIŞ KOLYE VE MADALYONLAR KULLANMAYA BAŞLAMIŞTIR.

- MS 1914-1945, gerek birinci ve gerek ikinci dünya savaşlarında, (Vietnam Savaşı'nda da kullanılmıştır), askerlerin sırt çantalarındaki ilk yardım kutularında LUGOL SOLÜSYONU taşımaları zorunlu kılındı. İYOTLU gaz bezleri, İYOTLU çengelli iğneler savaş alanlarında yaygın olarak kullanıldı.

- MS 1915, ABD Mayo Kliniği'nde, Dr. EC Kendall, TİROİD guddesinin %65 oranında İYOT içerdiğini, bilimsel çalışmaları sonucu ilk kez göstermiştir.

- MS 1924, ABD Michigan'da David Marine, okul çocuklarına LUGOL SOLÜSYONU damlaları verildiğinde çocuklarda guatr büyümesinin küçültüldüğünü gösterdikten sonra, ABD'de sofra tuzlarına İYOT TUZU eklenmeye başlanmıştır.

- MS 1956, Uluslararası İlaç İndeksi'nde 1700 adet, kabul edilmiş İYOTLU ilaç ismi yayınlanmıştır.

- MS 1950-1970, POTASYUM İYODÜR solüsyonları, akut ve kronik bronşit hastalarında ekspektoran, yani balgam sökücü olarak kullanılmıştır.

- MS 1960-1970, ülkemizde, eczanelerde lugol solüsyonu ile hazırlanan ekspektoran öksürük şurupları yaygın olan bir uygulamaydı.

- MS 1967-1972, iç hastalıkları uzmanlık eğitimim sırasında, İstanbul Üniversitesi Tedavi Kliniği hocaları birçok hastaya ekspektoran olarak kullanmaları amacıyla POTASYUM İYODÜRLÜ solüsyon hazırlanması için özel reçete hazırlamış ve yazmışlardır.

- MS 2000, Dr. F. Guy Abrahams, hastalarda İYOT yetersizliği konusunda birçok yeni araştırma projesini başlatmıştır.

- MS 2005, Dr. Jorge Flechas, Bilimsel Kanser Kontrolü Toplantısı'nda, İYOT hakkında konferans vermiştir.

- MS 2005, araştırmacı yazar Lynne Farrow, meme kanseri olup yaşadıklarından sonra, "Breast Cancer Choices IODİNE Investigation Project" adlı, meme kanserinde İYOT seçeneklerini araştıran projesini başlatmıştır.

2000 yılı sonrasında iyot üzerine yapılmış bilimsel çalışmalar var mı?

2006-2012 yılları arasında da iyodun sağlığa faydalarını ve tedavi yöntemlerini kapsayan birçok kuruluş araştırma projeleri geliştirmiştir.[172, 173, 174, 175, 176, 177]

Aynı seneler içinde, gerek sosyal medyada, gerek görsel medyada, radyolarda ve birçok konferansta, bilim insanları iyodun sağlığa faydalarını anlatmaya ve tartışmaya başlamışlardır.

İYOT TUZLARININ, ALÜMİNYUM VE CIVA gibi toksik metallerin ve birçok TOKSİK KİMYASALIN vücuttan atılmasını sağladığı bildirilmiştir.[178]

İYOT, alevlenmiş olan OTOİMMÜN SİSTEMİ baskı altına da almaktadır (SARS CoV-2 salgınında görülen öldürücü sitokin fırtınasını da kontrol altına alabilir).[179]

İYOT, T hücrelerine bağlı SİSTEMİK HÜCRESEL İMMÜN SİSTEMİNİ güçlendirmektedir.[180, 181]

İYOT, midede patojen, yani düşman bakterilerin anormal bir şekilde çoğalmasını önlemektedir.[182]

Organizmada bulunan çeşitli dokular, örneğin mide bağırsak mukozası, meme bezleri, tükürük bezleri, timüs guddesi, yumurtalıklar, prostat bezi, bağışıklık sistemi hücreleri, cildimiz, beynimizde bulunan serebrospinal sıvıyı üreten *koroid plexus* hücreleri, eklemler, arterlerimiz ve de kemiklerimizin normal fonksiyon edebilmeleri için yeterli düzeyde İYODA ihtiyaçları vardır.

Bu nedenle, İYOT eksikliği oluştuğu zaman hücrelerin, organların ve guddelerin normal olarak çalışamadığı ve normal fonksiyonlarını yerine getiremedikleri bilimsel çalışmalarla gösterilmiştir.[183]

Örnek verecek olursak, ASTIM ve KOAH (kronik obstrüktif akciğer

[172] Zoe Alexander. Yahoo Iodine Group. 2006, January.

[173] Zoe Alexander. Iodine4Health.com. 2006, March.

[174] Laura Olsson, et al. Curezone Iodine Forum. 2006 October.

[175] Curezone Iodine Forum. Iodine Questions and Answers assembled and curated. 2006-2007.

[176] First Iodine Conference (Scottsdale). February, 2007.

[177] www.IodineResearch.com sitesi açıldı

[178] Abraham GE. The historical background of the Iodine Project. The Original Internist 2005; 12 (2): 57-66. http://www.optimox.com/pics/Iodine/IOD-08/IOD_08.htm.

[179] Schuppert F. et al. In vivo and in vitro evidence for iodide regulation of major histocompatibility complex class I and class II expression in Graves' disease. J clin Endocrinol Metab 1996; 81: 3622-3628.

[180] Marani L, et al. Role of iodine in delayed immune response. Isr J Med Sci 1985; 21 (10): 864.

[181] Marani L, et al. Iodine and delayed immunity. Minerva Med 1986; 77(19): 805-809. http://web.tiscali.it/iodio/.

[182] Ma F, et al. Inhibition of vacuolation toxin activity of Helicobacter pylori by iodine, nitrite and potentiation by sodium chloride, sterigmatocystin and fluoride. Toxicol In Vitro 2002; 16(5): 531-537.

[183] Venturi S., et al. Role of iodine in evolution and carcinogenesis of thyroid, breast and stomach. Adv Clin Pathol 2000; 4: 11-17.

hastalığı) gibi klinik şikâyetleri olan hastaları tedavi etmek için günde 1,5-3 gram gibi düşük bir dozla başlanıp, doz giderek günde 10 grama kadar çıkarılarak POTASYUM İYODÜR TUZU aralıklarla kullanılmış ve yan etkileri görülmeden son derece pozitif sonuçlar elde edilmiştir. ASTIM ve KOAH hastalarında üst solunum yolları hastalıkları şifa ile sonuçlanmıştır.[184]

Fibrokistik meme hastalığında, memelerin epitelinde hiperplazi ve meme bezi dokusunda metaplazi dediğimiz anormal değişiklikler oluşmaya başlar.[185] Aynı zamanda, oluşan kistlerin içinde sıvı birikir. Memelerde gerginlik, hassasiyet, şişlik, sert nodüller ve şiddetli ağrı hissedilir. Bu şikâyetler özellikle âdet öncesi ve âdet sırasında 6 gün süre ile daha da şiddetlenerek devam eder. Bu şikâyetlerin tümünün İYOT TUZLARI ya da LUGOL SOLÜSYONU kullanılmak suretiyle başarıyla tedavi edildiğini bildirilmiştir.[186]

Bu alanda yapılmış birçok hayvan deneyleri mevcuttur. Dişi farelere İYOT içermeyen mamalar verildiği zaman, farelerde fibrokistik meme geliştiği gösterilmiştir. Araştırmacılar aynı zamanda, farelere moleküler iyot -I_2- şeklinde İYOT TUZU verildiğinde memelerde oluşan fibrokistik oluşumların yok olduğunu bildirilmişlerdir.[187]

Ghent ve arkadaşları, fibrokistik memelerin sodyum iyodüre ve moleküler iyodüre değişik şekilde reaksiyon gösterdiğini bildirmişlerdir. Moleküler iyodür, yani I_2'nin fibrokistik memelerde kistleri küçülttüğünü ama TİROİD guddesine hiçbir yan etki göstermediğini bildirmişlerdir.[188] Fibrokistik meme hastalıklarının, önlem alınmaz ise meme kanseri riskini artırdığı da bilinmektedir ve birçok bilimsel yayınla açıklanmıştır.[189] Bu nedenle, demek ki vücudumuz ve organlarımızda İYOT düzeyini yükseltebilirsek, yukarıda açıkladığımız sıhhat bozukluklarını önlemek mümkün olacaktır.

---

[184] Bernecker C. Intermittent therapy with potassium iodide in chronic obstructive disease of thr airways. Acta Allergol 1969; 24:216-225.

[185] Eskin BA. Mammary gland dysplasia in iodine deficiency. *JAMA* 1967;200:691-695.

[186] Ghent WR, et al., Low DA, Hill LP. Iodine replacement in fibrocystic disease of the breast. *Can J Surg* 1993;36:453-60.

[187] Eskin BA, et al.. Rat mammary gland atypia produced by iodine blockade with perchlorate. *Cancer Res* 1975;35:2332-2339.

[188] Ghenr WR, et al. Iodine replacement in fibrocyctic diease of breast. Can J Surg. 1993 Oct; 36 (5): 453-60.

[189] Scott EB. Fibrocystic breast disease. Am Fam Physician. 1987 Oct;36(4):119-26.

Halkımızın iyot seviyesi genelde ne durumda?

Birçok hastamda gözlemlediğim bir gerçek, İYOT EKSİKLİĞİNİN ülkemizde yaygın olduğudur. Tedavi ettiğim birçok hastamda, doğal beslenme ile doğal yaşama biçimi, İYOT ve gerekli vitamin, mineral desteğiyle meme kistlerinin ve nodüllerin küçüldüğünü ve kaybolduğunu, literatürde bildirilmiş olduğu gibi[190] bizzat gözlemlemiş bulunmaktayım.[191]

Birçok gerçek bilim insanı, İYODUN meme guddesi üzerine bazı spesifik etkileri bulunduğunu da bildirmişlerdir.[192, 193, 194]

Dünya Sağlık Örgütü (WHO), cilt hastalıklarında kullanılacak ilaç listesinde POTASYUM İYODÜR bulunduğunu bültenlerinde yayınlamıştır.[195]

POTASYUM İYODÜR solüsyonları dezenfektan ve antiseptik alanlarda kullanılmasının dışında, inflamatuvar dermatolojik bozukluklarda da başarıyla kullanılmıştır. Cilt hastalıklarından, özellikle başta ERİTAMA NODUSUM, nodüler vaskülit[196, 197]gibi damar hastalıklarında, eritema multiforma dediğimiz cilt kızarıklıklarında başarıyla kullanıldığı da bildirilmiştir.[198] Sedef hastalığı dediğimiz psoriasis, egzama, lupus vulgaris, cilt mantarı hastalıklarında ve sifilis lezyonlarında, 1900'lü yılların başlarından itibaren 1990'lı yıllara kadar kullanılmıştır.[199]

[190] Cann SA, et al. Hypothesis: iodine, selenium and the development of breast cancer. *Cancer Causes Control* 2000;11:121-127.

[191] Funnahashi H, et al. Seaweed prevents breast cancer? *Jpn J Cancer Res* 2001(May);92(5):483-487.

[192] Funahashi H, et al. Suppressive effect of iodine on DMBA-induced breast tumor growth in the rat. *J Surg Oncol* 1996;61(3):209-13

[193] Sekiya M, et al. Intracellular signaling in the induction of apoptosis in a human breast cancer cell line by water extract of Mekabu. *Int J Clin Oncol* 2005;10:122-126.

[194] Funnahashi H, et al. Seaweed prevents breast cancer? *Jpn J Cancer Res* 2001(May);92 (5):483-487

[195] Who.int [Internet]. WHO Model Prescribing Information: Drugs used in skin diseases [cited 2012Dez12]. Disponível em: http://apps.who.int/medicinedocs/en/d/Jh2918e/24.12.html#Jh2918e.24.12

[196] Hono T, et al. Potassium iodide in the treatment of erythema nodosum and nodular vasculitis. Arch Dermatol. 1981 Jan;117 (1):29-31.

[197] Gilchrist H, et al. Erthema nodosum and erythema induratum (nodular vasculitis): diagnosis and management. Dermatol Ther. 2010 Jul-Aug;23(4):320-7.

[198] Sterling JB,, et al. J Am Acad Dermatol. Potassium iodide in dermatology: a 19th century drug for the 21st century-uses, pharmacology, adverse effects, and contraindications. 2000 Oct; 43(4):691-7.

[199] Rosane O C, et al. An Bras Dermatol. 2013 May-Jun; 88 (3): 396-402.

LUGOL SOLÜSYONU VE KRİSTAL KAYA TUZU İLE İYOT DESTEĞİ FORMULÜ

Malzemeler
- 1-2 damla %5'lik lugol solüsyonu
- 1 çay kaşığı kristal kaya tuzu
- 1 su bardağı su

Hazırlama
Hepsi karıştırılıp sabah ve akşam gargara olarak kullanılabilir.
Spot idrarda iyot bakıldıktan sonra hekim tavsiyesine göre içilebilir.

LUGOL SOLÜSYONU İLE CİLDE İYOT DESTEĞİ FORMULÜ

Malzemeler ve uygulama
%1'lik veya %2'lik lugol solüsyonu cilde, sorunlu kısma sürülerek kullanılabilir.

Onuncu Bölüm

DOĞAL FERMANTASYON HAKİKİ SİRKE BAĞIŞIKLIK SİSTEMİNİN "CAN SİMİDİ" Mİ?

Doğal fermantasyon hakiki sirke bağışıklık için neden bu kadar önemli?

Hastalık yapan her türlü virüs ve bakterinin alkali ortamda yaşayamadıklarını daha önce belirtmiştik.

Hakiki fermantasyon yöntemiyle, kendi mayasını kendisinin üretmesine zaman tanınarak yapılmış elma ve üzüm sirkelerinin virüsleri, bakterileri öldürdüğü bilimsel çalışmalarla kanıtlanmıştır.

Elma sirkesi asidik olduğu halde mideye girince alkali etkisi ortaya çıkmaktadır. Elma sirkesinin potasyum içeriği oldukça yüksektir. Yüksek potasyum iyonu içeriği nedeniyle vücut sıvılarının asidite değerini, yani pH değerini dengelemektedir.[200, 201]

SARS CoV-2 enfeksiyonunda ve diğer grip enfeksiyonlarında görülen ağız-boğaz kuruluğu ve yanmalarını, gıcık gibi kuru öksürük şikâyetlerini sirkeli su ile gargara yaparak, ağzımızı çalkalayarak gidermek mümkün olmaktadır. Ağzı çalkalamak ya da burnu sirkeli su ile yıkamak grip virüslerinin gücünü zayıflatmakta, sayısını azaltarak çoğalmasını, bulaşmasını ve yayılmasını engellemekte ve virüsleri etkisiz hale getirmektedir.

Herhangi bir grip virüsü salgını sırasında sık sık doğal fermantasyon sirkeli suyla, sodyum bikarbonatlı suyla, kristal kaya tuzlu suyla veya iyotlu suyla gargara yapmak, daha önce de belirtmiş olduğum gibi kullanılan maskelerden çok daha önemlidir. Grip virüslerinin alt solunum yollarına, yani akciğerlere inmesi engellenerek öldürücü akut solunum yetersizliği sendromu (ARS) ve organizmada sepsis ve sitokin fırtınası oluşması gibi birçok ciddi komplikasyonun gelişmesi basit bir yolla önlenebilmektedir.

BU AÇIDAN BAKILDIĞINDA ALKALİ ETKİSİ OLAN DOĞAL FERMANTASYON ELMA SİRKESİ İLE GARGARA HAYAT KURTARICIDIR. Bütün gargaralar gibi hazırlanması kolay, maliyeti ucuz ve uygulaması son derece basittir. En önemlisi, herhangi bir yan etki riski görülmemesidir.

Prebiyotik etkili elma ile evde yapılmış elma sirkesinin içeriğinde, probiyotik bakterilerin yanında kalsiyum, sodyum, fosfor, demir, bakır ve oldukça yüksek miktarda potasyum (K+) ve magnezyum (Mg++) gibi mineraller bulunur. Bu nedenle vücuda girince alkali olarak etkisi ortaya

---

[200] Susan M Lark, MD. Et al. The chemistry of success: Six Secrets of Performans (Bay Books, 1999), 102.
[201] Orey C. The Healing powers of Vinegar.ISBN-10:0-7582-1529-0.Kensington Book. Second ed.2006.

çıkar. Yani kan ve idrarın pH'sını yükselterek asit/alkali dengesinde tampon etkisi gösterir.

Evde sirke kurmak ve doğru yolla hakiki bir sirke yapmak isterseniz, *Karatay Mutfağı*'nın eş yazarı ve tüm kitaplarımın editörü Nihal Doğan'ın, sirke konusunda 20 yılı aşkın uzmanlığıyla, aşama aşama detaylı elma ve üzüm sirkesi tariflerini *Karatay Mutfağı* kitabımızda bulabilirsiniz.

On Birinci Bölüm

TOKSİK AĞIR METALLER VÜCUDA NASIL ETKİ EDİYOR?

Toksik ağır metallerin bağışıklık sistemimiz üzerinde nasıl bir etkisi var?

Vücudumuzu asit değerlere indirgeyerek bağışıklık sistemimizi zayıflatan, hücrelerimizin içine yerleşmiş inorganik ağır metalleri de açıklamamız gerekiyor diye düşünüyorum.

Canlı hiçbir organizmanın kullanamayacağı, hiçbir vücutta bulunmaması gereken toksik ağır metallerin, sıhhatli bir insan vücudunda minimum düzeyde bile yeri yoktur. Elimizden geldi kadar vücudumuza sokmamamız, hiçbir şekilde içimize, bedenimize girmemesi gereken maddelerdir.

Toksik inorganik metaller doğal oldukları halde, toksik kimyasal maddeler gibi canlı bir organizmada bulunmamaları gerekir. Toksik ağır metaller endüstri devriminden sonra havamıza, suyumuza, topraklarımıza, yiyeceklerimize karışarak ve sigara dumanı ile doğrudan ya da dolaylı yollarla vücudumuza girmeye başlamıştır.

En başta fabrikalar olmak üzere, tarımın giderek mekanikleşmesi, petrolle çalışan taşıma araçları, çeşitli endüstriyel makineler gibi "çevresel etkenler" hayatımıza girerek, çevremizi ve vücudumuzu zehirlemeye başlamışlardır.

Toksik ağır metaller vücuda girdikten sonra hücrelere girip yerleşinceye kadar birkaç hafta ya da birkaç ay süreyle kan dolaşımında dolaşıp dururlar. Bir kere hücre içine girip yerleştikten sonra da 20-30 sene hücre içinde, hiçbir işe yaramadan kalırlar. Hücre içinde bulunan toksik ağır metal hiçbir işe yaramadıkları, hiçbir fonksiyon icra etmedikleri gibi, moleküller bir organizmanın normal çalışabilmesi için gerekli olan "enzimatik reaksiyonları inhibe eder" ve durmasına neden olurlar; neticede hayati önemi olan enzimatik reaksiyonlar işleyemez hale gelir.

Toksik ağır metaller organizmaya girdikleri andan itibaren, maalesef asiditeyi başlatırlar. Bağışıklık sistemi ve hücresel immünite zayıflamaya başlar. Enfeksiyon yapabilecek her türlü virüs, bakteri ve mantar organizmaya rahatlıkla girer ve ortam elverişli olduğundan dolayı yerleşir, yavaş yavaş çoğalmaya başlarlar. Aynı zamanda tüm vücut hücrelerinin işlevleri bozulacağı için, kronik inflamasyon da başladığından, birçok kronik hastalık sinsi sinsi ilerlemeye ve gelişmeye başlar.

Bilinen kronik hastalığı olan kişiler, SARS-CoV-2 ve diğer grip enfeksiyonlarına kolaylıkla yakalanabilirler ve bu süreci oldukça zor geçirebilirler.

Bu gibi hastalıkları uzun süreden beri yaşayan kişilerin, maalesef kullandıkları birçok ilacın da etkisiyle birlikte BAĞIŞIKLIK SİSTEMLERİ ve hücresel immüniteleri İLERİ DERECEDE ZAYIFLAMIŞ, ayrıca, vücutlarında ASİDİK ortam gelişmiştir. Bu nedenle, temelde kronik hastalığı olan ve sıhhatini kaybetmiş kişilerde SARS-CoV-2 grip enfeksiyonunun daha ağır seyrettiği ve ölüm gibi ciddi komplikasyonların daha yüksek oranda görüldüğü bildirilmiştir.[202, 203]

Hangi ağır metaller vücudumuza bu ölçüde ciddi zararlar verir?

Vücudumuzda en ufak dozda dahi bulunmaması gereken, fakat vücudumuza girdikten sonra BAĞIŞIKLIK SİSTEMİNİ ve HÜCRESEL İMMÜNİTEYİ zayıflatan, hücrelerimizi adeta çileden çıkaran birkaç düzine ağır metal vardır. Burada günlük hayatımızda en çok maruz kaldığımız ya da zorunlu olarak, farkında dahi olmadan maruz bırakıldığımız, sağlığımıza ciddi zararlar veren birkaç toksik ağır metale değinmek istiyorum.

Hücrelerimizin içine girip yerleşen ağır metallerden temizlenip arınmadan, grip ve bakteri enfeksiyonlarına karşı bağışıklık zırhımızı kuşanmamız mümkün değildir.

Vücudumuzdaki hücrelerimiz sağlıklı olmazsa, yani toprağımız sağlıklı olmazsa, verilen sentetik ilaçların ya da aşıların faydası olmayacaktır.

Nitekim Norveç'te SARS-CoV-2 aşısı yapılan yaşlı kişilerde yüksek ölüm oranı bildirilmiştir. Bünyesi zayıf olan yaşlı kişilerde bu aşının öldürücü olduğu açıklanmıştır. Yaşlılara aşı yapılmasının sakıncalı olduğu haberleri yayınlanmıştır.[204, 205, 206]

Havamızı, suyumuzu, toprağımızı ve vücudumuzu zehirleyen ağır metallerin sayısı oldukça fazladır. Alfabe sırasına göre, alüminyum, bakır, baryum, kadmiyum, cesium, cıva, demir, kurşun, nikel, palladium, talyum, uranyum gibi ağır metalleri saymak mümkündür.

[202] Jain V., et al. Predictive symptoms and comorbidities for severe COVID-19 and intensive care unit admission: A systematic review and meta-analysis. Int. J. Public Health. 2020; 65: 533-546.

[203] Gold M.S., et al. COVID-19 and comorbidities: A systematic review and meta-analysis. Postgrad. Med. 2020 Nov; 132(8): 749-755.

[204] Norway Warns of Vaccination Risks for Sick Patients Over 80. www.bloombergquint.com. Norway said Covid-19 vaccines may be too risky for the very old. Of those deaths.

[205] COVID-19 tracker: Norway investigates deaths linked to Pfizer. www.fiercepharma.com

[206] Shocking! 23 elderly patients die in Norway after Pfizer COVID. www.nationalheraldindia.com

Ancak, bakır, demir, nikel gibi bazı metallere vücudumuzda çok az miktarda ihtiyacımız vardır.

Üstüne basa basa açıklamak istiyorum ki, en sık maruz kaldığımız İNORGANİK TOKSİK AĞIR METAL sıralamasında ALÜMİNYUM, CIVA, KURŞUN ve KADMİYUMU saymamız gereklidir. İnorganik ağır metaller bütün vücut hücrelerinde ASİDİTEYİ artırır. Kan, idrar ve hücrelerin pH'sı 6'dan daha düşük değerlere iner. Toksik inorganik ağır metallerin hücre içine girdiklerinde hücrelerin DNA'sını bozdukları da bildirilmiştir.[207, 208] Böylece bağışıklık sistemi hücreleri dahil olmak üzere, hücrelerimiz çalışamaz olur. Hücrelerimizin DNA'sı bozulmuş olduğundan, çalışamaz duruma gelirler.[209]

En sık maruz kaldığımız toksik ağır metallerin başında gelen alüminyum insan sağlığına nasıl zarar veriyor?

İnsan vücudunda hiçbir şekilde bulunmaması gereken inorganik, yani biyolojik hiçbir fonksiyonu olmayan bu ağır metal, maalesef akciğerlerde, karaciğerde, kemiklerde ve beyinde hücrelere yerleşiyor ve tüm organlarımızda OKSİDATİF dediğimiz STRESİ başlatıyor. Hücrelerde bulunan DNA'yı tahrip ederek, vücutta inflamasyon ve SİSTEMİK OTOİMMÜN HASTALIKLARIN başlamasına sebep oluyor.

Alüminyum vücuda hangi yollarla girip birikiyor?

Alüminyum, insan vücuduna yiyecek ve içeceklerle, aşılarla, solunum yoluyla ve cildimizden emilerek girebiliyor.

Alüminyum dokularda birikince, adalelerde *macrophagic myofasiitis*, yani makrofaj dediğimiz beyaz kan hücrelerinin başlattığı ciddi bir reaksiyona neden olmaktadır.[210, 211, 212]

207 Saima j, et al. DNA Damage by Heavy Metals in Animals and Human Beings: An Overview. Biochemistry & Pharmacology: open Access. Biochem Pharmacol January 2017, 6.3.

208 Bakheet AI SA, et al. Effect of long-term human exposure to environmental heavy metals on the expression of detoxification and DNA repair genes July 2013 Environmental Pollution 17 Jul 2013, 181: 226-232.

209 Hengstler J G, et al. Occupational exposure to heavy metals: DNA damage induction and DNA repair inhibition prove co-exposures to cadmium, cobalt and lead as more dangwrous than hitherto expected. *Carcinogenesis*, Volume 24, Issue 1, January 2003, Pages 63-73.

210 Gherardi RK et al. Lupus 2012; 21(2): 184-89.

211 Gherardi RK et al. Brain 2001; 124 (pt9): 1821-31.

212 Tomlijenovic L, Shaw CA. Lupus 2012; 21(2): 223-30. Rigolet M et al. Front Neurol 2014; 5: 230.

Yetişkinlerde aşırı halsizlik, dayanılmaz eklem ve kas ağrıları, hafıza bozuklukları ve dikkat dağınıklıkları ortaya çıkabiliyor. Özelikle çocukların aşılanmaları ile örneğin 18 aylık bir bebeğin vücuduna 4.225 mikrogram miktarında (oldukça fazla bir miktarda) alüminyumun girmiş olduğu gösterilmiştir.[213]

ALÜMİNYUM BİRİKMESİ sonucu organizmada serbest oksijen radikalleri artmakta, asidite artmakta ve dolayısıyla vücudun savunma mekanizması zayıflayarak bütün enfeksiyon hastalıklarına zemin hazırlanmaktadır.

Özellikle obez olan kişilerde, diyabet hastalığı bulunanlarda, tansiyon hastası olan yaşlılarda, vücudu zayıf olan gençlerde ciddi enfeksiyon hastalıklarının ortaya çıkmasına neden olmaktadır.

Alüminyum yiyeceklerle, içeceklerle, mutfakta, banyoda, ev temizliğinde kullandığımız sentetik temizlik deterjanlarıyla, kişisel bakımda kullandığımız sentetik kozmetik ürünleriyle, hijyen malzemeleriyle vücudumuza girmektedir.

Aslında hayatımızın her aşamasında karşımıza çıkan alüminyum, doğada da çok bulunan ağır ve ucuz bir metaldir. Ancak aşırı miktarda, sürekli ve kronik bir şekilde maruz kalınıp vücudumuza girdiğinde, organizmadan atılamadığından dolayı asiditeyi ve oksidatif stresi artırmaktadır. Alüminyum toksik ağır metal olarak hücrelerde biriktiğinde hücre fonksiyonlarının normal ve fizyolojik yapısını bozar. Bu nedenle sağlığımıza zarar verir ve sıhhatli bir yaşam sürmemizi engeller.[214]

Alüminyum kutularda tüketilen meyve suları, her türlü asitli/gazlı içecekler, enerji içecekleri gibi içeceklerin tüketimiyle de alüminyum vücuda girip birikebilmektedir.

Fırında yemek pişirirken kullanılan alüminyum folyolar, hazır sıcak yiyeceklerin sunulduğu alüminyum kaplar, eskiden kullanılan alüminyum tencereler, alüminyum slikat içeren rafine sofra tuzları, mide ilaçları, deodorantlar gibi alüminyum içeren ürünlerin kullanılması ile vücudumuza azar azar olsa da toksik alüminyum girmektedir ve atılamadan birikmektedir.

Bütün vücudu kaplayan cildimiz vücudumuzun en büyük DETOKS organı olduğu gibi, toksik maddelerin vücudumuza emilim yoluyla (transdermal

[213] Shaw vCA et al. J Inorg Biochem 2013;1 28:237-44.
[214] Ikechukwu O I, et al. Aluminium toxicosis: a review of toxic actions and effects. Interdiscip Toxicol. 2019 Oct; 12(2): 45-70.

yolla) girmesini de sağlayan geniş bir alandır. Örneğin evlerde çamaşır makinelerinde yaygın bir şekilde kullanılan sentetik kimyasal temizlik deterjanlarında bulunan en toksik maddelerden biri alüminyumdur. Sentetik kimyasal deterjanların kalıntıları giysilerin, çamaşırların, çarşaf, havlu, yastık yüzü vb. üzerinde "rezidü" olarak kalır. Gündüz giydiğimiz giysilerde ve gece yattığımızda çarşaflarda vb.'de kalan toksik rezüdi kimyasallar cildimizden emilir ve kan dolaşımına girer. Gece vücut sıcaklığında soluduğumuz havaya karışarak akciğerlerimiz yoluyla kanımıza karışır.

Ayrıca, senelerce grip ve influenza aşısı yapılmış olan kişilerin beyinlerinde yüksek konsantrasyonda ALÜMİNYUM BİRİKTİĞİ gösterilmiştir.[215]

Vaccine adlı tıp dergisinde ve birçok tıbbi bilimsel derlemede, grip ve influenza aşılarına bağışıklığı daha artırmak amacıyla "adjuvant" olarak "alüminyum" eklendiği bildirilmiştir.[216, 217, 218, 219]

Sağlık Bakanlığı Sitesi'nin aşı bölümünde de, aşıların içeriğinde toksik ağır metallerden alüminyum ve cıvanın, adjuvant olarak bulunduğu açıklanmaktadır.

Beyin dokusunda yüksek konsantrasyonda ALÜMİNYUM birikmesi sonucu başta Alzheimer hastalığı, Parkinson hastalığı, Amyotrofik Lateral Skleroz (ALS), Multiple Sclerosis (MS), otizm, epilepsi gibi birçok kronik nörodejeneratif hastalığa neden olduğu senelerden beri bilinmektedir ve gerçek bilimsel araştırmalarla gösterilmiştir.[220, 221, 222]

Vücudumuza girmiş ve hücrelerimize yerleşmiş toksik alüminyum metalinden nasıl kurtulabiliriz?

Alüminyum, vücudumuzda bulunan tüm hücrelerimizi strese sokup "asidik" ortam yaparak vücudumuzun defans, yani koruma mekanizması,

---

[215] Shaw CA, Tomlijenovic L. Immunotherapy 2014; 6910:1055-71.

[216] Joseph V.R.Jr., et al. Effect of Anions on Model Aluminum-Adjuvant-containing Vaccines. J of Colloid and Interface Science. Volume 172, ıssue 1, 1 June 1995, 121-130.

[217] Mitkus RJ, et al. Updated aluminum pharmacokinetics following infant exposures through diet and vaccination. Vaccine. 2011 Nov 28:29 (51): 9538-43.

[218] Masson JD, et al. *Critical analysis of reference studies on the toxicokinetics of aluminum-based adjuvants.* J Inorg Biochem. 2018 Apr. 181:87-95.

[219] Keith L S, et al. *Aluminum toxicokinetics regarding infant diet and vaccinations.* Vaccine. 2002 May 31; 20 Suppl 3:S13-7.

[220] Strunecka et al. Curr Inorgan Chem 2012; 2:8-18.

[221] Inbar R et al. Immunol Res 2016;27421722.

[222] Dorea JG. Int J environ Res Public Health 2015;12(2):1295-13.

zırhı olan bağışıklık ve hücresel immüniteyi zayıflattığından dolayı birçok "sistemik immün sistem hastalıklarına" sebep olmaktadır. Bu nedenle, mümkün olduğu kadar vücudumuza toksik metal alüminyumu sokmamamız, maruziyeti önlememiz gerekmektedir.

Alüminyum vücudumuza girmişse bir an önce arınmaya gayret göstereceğiz.

Alüminyum kutularında sunulan yiyeceklerden ve asitli, şekerli içeceklerden içmeyeceğiz.

Alüminyum içeren deterjan, temizlik ve deodorant gibi malzemeleri kullanmayacağız.

Alüminyumlu yağsız tava ve tencereleri mutfağımıza sokmayacağız.

Senelerden beri vücuda girmiş ve yağ hücreleri içinde depolanmış, yerleşip birikmiş olan TOKSİK AĞIR METAL ALÜMİNYUM SODYUM BİKARBONAT, KRİSTAL KAYA TUZU ve İYOT TUZU ile DOKULARDAN TEMİZLENİR ve ORGANİZMA ARINIR.

Bu bağlamda her gün 1 su bardağı suyun içine 1 çay kaşığı kadar sodyum bikarbonat (İngiliz karbonatı) ve 1 çay kaşığı kadar kristal kaya tuzu koyup içine birkaç damla limon damlatacağız ve karıştırıp aç karına içeceğiz.

İYOT TUZLARININ KURŞUN, ALÜMİNYUM, KADMİYUM VE CIVA gibi toksik metallerin ve birçok SENTETİK TOKSİK KİMYASAL BOYA VE KİMYASAL KOKULARIN vücuttan atılmasını sağladığı bildirilmiştir.[223] Bu bağlamda %5'lik lügol solüsyonundan 1 su bardağı suya 1-2 damla damlatıp iyotlu gargara hazırlayacağız ve düzenli gargara yapacağız.

Birçok bilimsel araştırma, SİLİCA tuzlarının vücutta hücrelere yerleşen ağır metal ALÜMİNYUM ile birleşerek idrar yoluyla atıldığını göstermiştir.[224] Açıklanan bilimsel çalışmalarda günde 10 gr slica alınmasının Alzheimer hastalığını %11 oranında azalttığı bildirilmiştir.[225, 226] Bu bağlamda "slica" içeren doğal maden sularından da içilebilir.

[223] Abraham GE. The historical background of the Iodine Project. The Original Internist 2005; 12 (2): 57-66.

[224] Götz W., et al. Effects of Silicon Compounds on Biomineralization, Osteogenesis, and Hard Tissue Formation. *American Journal of Clinical Nutrition* (2005; 81:897-902).

[225] Werner Götz, et al. Effects of Silicon Compounds on Biomineralization, Osteogenesis, and Hard Tissue Formation. Review. Pharmaceutics. Pharmaceutics 2019, 11, 117.

[226] Rondeau V, et al. Aluminium and silica in drinking water and the risk of Alzheimer's disease for cofnitive decline: Findings from 15-year follow-up of the PAQUID chort. Am. J. Epidemiol. 2009, 169, 489-496.

En toksik ağır metal olan cıva sağlığımızı nasıl etkiliyor?

Uzun zamandan beri hepimizin bildiği gibi, CIVA yeryüzünde bulunan "en toksik" ağır metaldir. Vücutta bulunan yağ dokusu hücreleri içine yerleşir ve uzun süre organizmada kalmaya devam eder. CIVA, en fazla endüstriyel kaynaklı olmak üzere deniz ürünleri ve amalgam denilen diş dolguları ile vücudumuza girmektedir. Diş dolgusunda kullanılan amalgam, ağırlığının yarısı kadar (ortalama %50 oranında) cıva içermektedir. Vücutta tespit edilen ağır metal cıvanın diş dolgusunda bulunan cıva ile direkt bağlantılı olduğu gösterilmiştir.[227, 228]

Başka bir çalışmada ise, annenin ağzında bulunan amalgam diş dolgusunun sayısına bağlı olarak bebeklerin kanında cıva saptandığı bildirilmiştir.[229]

Yayınlanan ilginç bir çalışmada, çevrede bulunan WiFi aletlerinin yaydığı radyofrekans radyasyon dalgaların etkisiyle, diş dolgusu amalgamlarda bulunan CIVANIN ortama çıkıp yayıldığı bildirilmiştir.[230]

Ayrıca özellikle tetanos ve grip aşılarının bağışıklık gücünü artırmak amacıyla *thimerosal*, yani canlı bir organizma için ileri derecede toksik bir metal olan *methylmercury* (CIVA) vücuda direkt olarak enjekte de edilmektedir.[231]

ABD Arizona Devlet Üniversitesi'nden bilim insanları, antibiyotiklerin farelerde bağırsak florasını tahrip etmeleri sonucu CIVANIN organizmadan atılmasını engellediğini bildirmişlerdir.[232]

Maalesef ülkemizde antibiyotik ve kortizonlu ilaçlar leblebi gibi kullanılmaktadır. Başta *tetracycline* grubu olmak üzere antibiyotik ve kortizonlu ilaçların bağırsaklarımızda bizi korumak için yaşayan dost ve canlı bakterileri, yani mikrobiyomu öldürdüğünü biliyoruz.[233, 234, 235]

[227] Guorui LIU, et al. Ecotoxicol Environ Safety 2016 Dec; 134P1: 213-225. Epup 2016 Sep. 14.

[228] The American J of Forensic Med. And Path.Vol. 27, N. 1.March, 2006.

[229] Toxicological & Environmental Chemistry Vol. 94, No.8, September 2012, 1610-1627.

[230] Paknahad M, et al. Effect of radiofrequency radiation from Wi-Fi devices on mercury release from amalgam restorations. J Environ Health Sci Eng. 2016; 14:12.

[231] Baskin D S, et al.

[232] www.osti.gov/energycitation/product.biblio.jsp/osti_id=5661650.

[233] Gavala ML, et al.Virus/allergen interactions in asthma. Curr Allergy Asthma Rep 2013; 13: 298-307.

[234] Aida S J, et al. Assessing the assocition of early life antibiotic prescription with asthma exacerbation, impaired antiviral immunity, and genetic variants in 17q21: a population-based birth cohort study. The Lancet, Resp Med. VOLUME 2, ISSUE 8, P621-630, AUGUST 01, 2004.

[235] Penders J, et al.. Infant antibiotic use and wheeze and asthma risk: a systematic review and meta- analysis. Eur Respir J 2011; 38: 295-302.

Bağırsak florası (mikrobiyom), bağışıklık sistemimize %90 oranında katkıda bulunmaktadır.[236]

Antibiyotik ve kortizonlu ilaçların bağırsak mikrobiyomunu yok etmelerinin yanında,[237] ikinci zararları da toksik ağır metal cıvanın organizmadan atılmasını da engelleyerek, vücutta birikmesine neden olmalarıdır.

Antibiyotikler gerektiği zaman, etkili dozda ve kısa süreyle tabii ki kullanılacaktır. Ancak uzun süre kullanılmalarının bir sonucu olarak bağışıklık sistemi ve hücresel immünite zayıfladığı için, oldukça ciddi bir şekilde sıhhatimiz bozulmaktadır. Antibiyotiklerin, mide ve özellikle bağırsaklarda, mesane ve doğum kanalında birçok mantarın ve özellikle KANDİDA ALBİCANS mantarının oluşmasına neden olduğu bilinmektedir. Bebeklerin ağzında oluşan pamukçukların, hanımların baş derdi olan vajinal akıntının nedeni uzun süre ve sık sık antibiyotik kullanımıdır. Yeryüzünde bulunan mantar sporlarının besin kaynağının CIVA olduğu da bilimsel olarak kanıtlanmıştır.[238]

TOKSİK AĞIR METAL CIVANIN VÜCUTTA BİRİKMESİ BAĞIŞIKLIK SİSTEMİNİ ZAYIFLATAN, HÜCRESEL İMMÜNİTEYİ ÇÖKERTEN OLDUKÇA CİDDİ BİR ETKENDİR!

Alkali vücutta hiçbir virüs, bakteri ve mantar yaşayamaz. BİKARBONATLI SU VE TUZLU SUYUN AĞIR METALLERİ VÜCUTTAN ATTIĞI BİLDİRİLMİŞTİR[239]

Toksik ağır metallerin vücuttan yavaş yavaş atılması bağışıklık sistemini ve hücresel immüniteyi güçlendirdiği gibi, aynı zamanda vücudu genel olarak alkali de kılmaktadır. Artık biliyoruz ki, alkali vücutta virüsler ve bakteriler yaşayamadığı gibi, kandida mantarı da yaşayacak, çoğalacak ortam bulamamaktadır.

Kadmiyumun ne gibi zararları var?

Uzun zamandan beri biliyoruz ki, toksik olan ağır metal KADMİYUM, sık ve yaygın olarak şarj edilebilen nikel-kadmiyum pillerinde kullanılmakta ve çevre kirlenmesine neden olmaktadır. Ayrıca plastik üretiminde, pestisit, herbisit, fungisit gibi ziraat zehirlerinin yapımında kullanılmakta

---

[236] Karatay C. E. *Gerçek Tıbbın 10 Şifresi*. Hayykitap 2018.

[237] Prof. Patrick D, et al. Decreasing antibiotic use, the gut microbiota, and asthma incidince in childeren: evidince from population-based and prospective cohort studies. The Lancet respiratory Medicine. VOLUME 8, ISSUE 11,P1094-1105, NOVEMBER 01, 2020.

[238] Pokorny, B., et al. Sci Total Environ. 2004 May 25; 324(1): 223-34.

[239] Abraham GE. The historical background of the Iodine Project. The Original Internist 2005; 12 (2): 57-66.

ve toprağımıza, havamıza ve suyumuza karışarak dolaylı yollarla o güzel vücudumuza girmekte, BAĞIŞIKLIĞIMIZI ve HÜCRESEL İMMÜNİTEYİ zayıflatarak sıhhatimizin bozulmasına neden olmaktadır.

Ayrıca sigara içenlerin ve içmediği halde sigara dumanına maruz kalanların vücutlarına da solunum yoluyla ağır metal KADMİYUM girmekte ve vücut hücreleri içine yerleşerek uzun süre kalmaktadır.[240, 241]

Sigara içenlerde olduğu gibi, uzun süre toksik ağır metal KADMİYUM solunduğunda akciğer hücrelerinde tahribata neden olmaktadır. KOAH dediğimiz, kronik obstriktif akciğer hastalığının en önemli risk faktörlerinden biri KADMİYUMDUR.

Çok düşük miktarlarda olsa dahi, nikel-kadmiyum pillerinden dolayı oluşan çevresel kirlenme nedeniyle ağır metal KADMİYUM vücuda girerek kan dolaşımına geçmektedir.[242, 243, 244]

Kadmiyumun kan dolaşımında minimum oranda bulunmasının bile kronik böbrek bozuklarına ve idrarda protein kaybına neden olduğu bilimsel olarak birçok çalışmada gösterilmiştir.[245, 246]

Bu çalışmalarda, uzun süre yiyeceklerle alındığında ya da havadan solunduğunda KADMİYUMUN nefrotoksik, yani böbreklere toksik etki yaptığı, bildirilmektedir. Daha önce de açıklamış olduğum gibi, ağır metal zehirlenmelerinin belirtileri, ağır metallerin vücutta girmesinden 10-20 sene sonra ortaya çıkmaktadır.[247, 248, 249, 250]

[240] International Agency for Research on Cancer (IARC) (1993) Meeting of the IARC working group on beryllium, cadmium, mercury and exposures in the glass manufacturing industry. Scand. J. Work Environ. Health, 19, 360-363.

[241] Dally H. et al. (1997) Induction and repair inhibition of oxidative DNA damage by nickel(II) and cadmium(II) in mammalian cells.Carcinogenesis, 18, 1021-1026.

[242] Potts, C.L. (1965) Cadmium proteinurea. The health of battery workers exposed to cadmium oxide dust. Ann. Occup. Hyg. 8,55-61.

[243] Kipling, M.D, et al. (1967) Cadmium and prostatic carcinoma. Lancet,1, 730-731.

[244] Sorahan T, et al. (1985) Cancer of the prostate among nickel-cadmium battery workers..Lancet, 459.

[245] Nawrot T S, et al. Cadmium-Related Mortality and Long-Term Secular Trends in the Cadmium Body Burden of an Environmentally Exposed Population. Environ Health Perspct. 2008 Dec; 116(12): 1620-1628.

[246] Nishijo M, et al. Causes of death and renal tubular dysfunction in residents exposed to cadmium in the environment. Occup Environ Med. 2006 Aug;63(8): 545-50.

[247] Li Q, et al. Relationship between urinary cadmium and mortality in habitants of a cadmium polluted area: a 22-year follow-up study in Japan. Chin Med J (Eng). 2011 Nov;124(21): 3504-9.

[248] Ban Y, et al. Novel quantitative trait loci for low grain cadmium concentration in common wheat (Triricum aestivum L.). Breed Sci. 2020 Jun;70(3): 331-341.

[249] Oladzad-a a, et al. Identification and Valdation of New Source of Low Grain Cadmium Accumulatin in Durum Wheat. G3(Bethesta). 2018 Mar 2;8(3): 923-932.

[250] Nishijo M et al. Life time Cadmium Exposure and Mortality for Renal Diseases in Residents of the Cadmium-Polluted Kakehashi River Basin in Japan. Toxics. 2020 Oct 1;8(4): 81.

Bağışıklık ve hücresel immünitemizi zayflatan toksik ağır metallerin vücudumuzdan, hücrelerimizden en kolay ve en ucuz şekilde atılmasını sağlayan, alkali etkili sodyum bikarbonatlı ve kristal kaya tuzlu sudur!

Kurşun vücudumuza ne yolla giriyor, nasıl zarar veriyor?

Bütün toksik ağır metaller gibi kurşunun vücuda girmesi ve birikmesi yavaş yavaş olmaktadır. Bu süre aylar ya da yıllar olabilir. Toksik ağır metal kurşun, insan vücudunda birçok doku ve organa yerleşebilir. Karaciğer, böbrek ve kemiklerde bile birikebilmektedir. Özellikle beyin ve sinir sistemleri gelişme sürecinde olan çocuklar kurşunun zararlarından daha fazla etkilenmektedir.

Çocukların oyuncaklarında, çeşitli boyalarda, bazı pillerde bulunan kurşun, ürüne temasla ele bulaşır ve eli ağza götürmeyle vücuda girer.[251]

Özellikle maden işçilerinde, kaynak yapan işçilerde bulaşma oldukça sık görülmektedir. Kurşun, birçok endüstriyel üretim maddesinde, çeşitli boyaların, çocuk oyuncaklarının, renkli camların ve kristallerin üretiminde çalışan işçilerin vücuduna elle temasla ve soluyarak hava yolu ile girebiliyor.

Eski zamanlarda kullanılan kurşun su boruları, kurşunlu benzin ve yakıtlar en tehlikeli kurşun zehirlenmesi nedenleriydi.

Ülkemizde 2000'li yılların başlarına kadar kurşunlu benzin ve yakıt kullanılmaktaydı. 1995-2005 yılları arasında, dönemin Çevre ve Orman Bakanlığı Müsteşar Yardımcılığı yapmış olan, Sayın Prof. Dr. Mustafa Öztürk ile birlikte KURŞUNSUZ BENZİN kullanımına geçilmesi için kanun çıkartılması adına çok mücadele verdik.

2004 yılının şubat ayından itibaren ülkemizde tüm araçların kurşunsuz benzin kullanımına geçilmiştir.

KURŞUN, İMMÜNO TOKSİK BİR METALDİR.

Kurşunlu uçak yakıtlarının kullanımı ayrıca büyük tehlike meydana getirmektedir. Hava kirliliği nedeniyle organizmaya giren KURŞUN, çocuklarda mental gerilik ve IQ düşüklüğüne neden olduğu gibi, immün

---

[251] Nussbaumer-Streit B, Yeoh B, Griebler U, et al.Household interventions for preventing domestic lead exposure in children. Cochrane Database Syst Rev 2016; 10: CD006047

sistemler için de ciddi toksik etkisinin olduğu birçok çalışmada gösterilmiştir.[252, 253]

KURŞUNUN en düşük miktarının dahi insan vücudunda ve canlı bir organizmada yeri yoktur; immün sistemini baskıladığı ve bağışıklık sistemini zayıflattığı, İMMÜNOTOKSİK olduğu bildirilmiştir.[254, 255] Dünya Sağlık Organizasyonu (WHO), yakıtlardan ve boyalardan ağır toksik metal kurşunun çıkarılması için senelerden beri birçok ülkede çalışmalar yürütmektedir.[256, 257, 258]

2017 yılında, *The Lancet Public Health* adlı İngiliz tıp dergisinde uluslararası bir grubun yayınlandığı rapora göre, hava kirliliğine bağlı kurşun zehirlenmesi sonucu ölüm çok yüksek oranlarda görülmektedir.[259, 260] Geniş kapsamlı uluslararası araştırmalarda hava, su ve toprak kirliliğinin, dünyada görülen hastalıkların ve erken ölümlerin nedeni olduğu açıklanmaktadır.[261, 262] ABD Hastalıkları Koruma Ve Kontrol Merkezi (CDC) standardına göre, bir vücutta kurşunun kan düzeyinin 5 mikrogram/desilitre üstünde (>%5µgr/dL) olması KURŞUN ZEHİRLENMESİ olarak kabul edilmektedir.

Sodyum bikarbonatlı su, kristal kaya tuzlu su ve iyotlu su tüketildiğinde, hücre ve dokularda birikmiş ağır toksik metallerin yavaş yavaş vücuttan atıldığını bir kez daha vurgulamak istiyorum.

[252] Fernandez-Cabezudo M J, et al. Alpha tocopherol protects against immunosuppressive and immunotoxic effects of lead.Free Radic Res. 2003 Apr;37(4): 437-45.

[253] Bunn TL, et al. Exposure to lead during critical Windows of embrionic development: differential immunotoxic outcomes based on stage of exposure and gender. Toxicol Sci. 2001 Nov;64(1): 57-66.

[254] Razai-Boroujerdi S, et al. Lead stimulates lymphocyte proliferation through enhanced T cell-B cell interaction. J Pharmacol Exp Ther. 1999 Feb;288(2): 714-9

[255] Gao D, et al. Lead effects on development and functiıon of bone marrow-derived dendritic cells promote Th2 immune responses. Toxicol Appl Pharmacol. 2007 Jul 1;222(1): 69-79.

[256] Leaded Petrol Phase-out globally (2019). Nairobi: United Nations Environment Programme; 2019.

[257] Global Health Observatory: Regulations and controls on lead paint.
Geneva: World Health Organization; 2019.

[258] Institute for Health Metrics and Evaluation (IHME). GBD Compare.
Seattle, WA: IHME, University of Washington; 2017.

[259] Landrigan P J, et al. The Lancet Commission on pollution and healh. October 19, 2017.
http://dx.doi.org/10.1016/S0140-6736 (17)32345-0

[260] Nussbaumer-Streit B, et al.Household interventions for preventing domestic lead exposure in children. Cochrane Database Syst Rev 2016; 10: CD006047

[261] Pure Earth. World's worst pollution problems. The new top six toxic threats: a priority list for remediation. Fact sheet-lead. http://www.worstpolluted.org/projects_reports/display/127

[262] Schober SE, et al. Blood lead levels and death from all causes, cardiovascular disease, and cancer: results from the NHANES III mortality study. Environ Health Perspect 2006; 114: 1538-41.

İyi anla!

- SARS CoV-2 virüsünün akciğerlerde ACE2 reseptörlerine bağlanarak hücrelerin içine girdiğini, sitokin fırtınası başlatarak ARS denilen, akut solunum yetersizliği sendromuna neden olduğunu biliyoruz. Özellikle sigara içenlerin akciğerlerinde, sigara içeriğinde bulunan en az 4000 adet toksik kimyasal maddenin etkisi ile ACE2 reseptörlerinin sayısı artmaktadır. Bu nedenle, sigara içen ve duman altı kalan kişilerde, sigara kullanmayan kişilere oranla SARS CoV-2 enfeksiyonu klinik tablosu çok ağır olmaktadır. Sigara kullanmış olan hastalarda gerek akut solunum yetersizliğinin gerek ölümlerin daha yüksek oranda görüldüğü bildirilmiştir.[263, 264, 265]
- SARS-CoV-2 virüsünün hücrelerin içine girmesini sağlayan ACE2 reseptörlerinin aynı zamanda kalp,[266, 267] damar, böbrek, bağırsaklar, kan dolaşımı,[268] beyin[269] ve tüm sinir sistemi[270, 271] hücrelerin zarlarında bulunduğu bilinmektedir.[272, 273] Bu organlarda bulunan ACE2 reseptörlerinin sayısı da sigara içenler ve duman altında kalmış olanlarda sigara içmeyenlere oranla daha fazladır.[274, 275]

[263] Zhao Q, et al. The impact of COPD and smoking history on the severity of Covid-19: A systemic review and meta-analysis. Journal of Medical Virology. 2020. Apr 15.

[264] Guo FR. Smoking links to the severity of Covid-19: An update of a meta-analysis. Journal of Medical Virology. 2020. May 5.

[265] Guo FR. Active smoking is associated with severity of coronavirus disease 2019 (COVID-19): An update of a metaanalysis. Tobacco induced diseases. 2020; 1 8:37.

[266] *Patel VB, et al. (January 2014). "Angiotensin II induced proteolytic cleavage of myocardial ACE2 is mediated by TACE/ADAM-17: a positive feedback mechanism in the RAS". Journal of Molecular and Cellular Cardiology. 66: 167-76.*

[267] *Patel VB, et al. (January 2014). "Angiotensin II induced proteolytic cleavage of myocardial ACE2 is mediated by TACE/ADAM-17: a positive feedback mechanism in the RAS". Journal of Molecular and Cellular Cardiology. 66: 167-76.*

[268] Hanna R, et al. Understanding COVID-19 Pandemic: Molecular Mechanisim and potential Therapeutic strategies An Evidence-Based Review. J Inflamm Res. 2021 Jan 7;14:13-56.

[269] Baig AM, et al.. Evidence of the COVID-19 Virus Targeting the CNS: Tissue Distribution, Host-Virus Interaction, and Proposed Neurotropic Mechanisms. ACS Chem Neurosci. 2020; 11(7):995-998.

[270] Baig AM. Neurological manifestations in .COVID-19 caused by *SARS-CoV-2*. CNS Neurosci Ther. 2020;26(5):499-501.

[271] Baig AM, et al. Evidence of the COVID-19 Virus Targeting the CNS: Tissue Distribution, Host-Virus Interaction, and Proposed Neurotropic Mechanisms. ACS Chem Neurosci. 2020;11(7):995-998.

[272] I Hamming, et al. Tissue distribution of ACE2 protein, the functional receptor for SARS coronavirus. A first step in understanding SARS pathogenesis. J Pathol. 2004 Jun;203(2):631-7. Doi: 10.1002/path.1570.

[273] Hamming I, et al. (June 2004). "Tissue distribution of ACE2 protein, the functional receptor for SARS coronavirus. A first step in understanding SARS pathogenesis". *The Journal of Pathology.* 203(2): 631-7.

[274] Vardavas CI, et al. COVID-19 and smoking: A systematic review of the evidence. Tobacco induced diseases. 2020. 18(March):20.

[275] Zheng Z, Peng F, Xu B, Zhao J, Liu H, Peng J, et al. Risk factors of critical & mortal COVID-19 cases: A systematic literature review and meta-analysis. The Journal of Infection. 2020. Apr 23;S0163-4453(20)30234-6.

- Temizlik gurusu olan titiz ev hanımlarının temizlik sırasında soludukları çamaşır suyu buharının kuru öksürük başlatması, başlarının dönmesi, kendilerinde ya da çocuklarında astım krizine benzer şikâyetlerin ortaya çıkması sık sık görülmektedir. Ev temizlik ürünlerinde bulunan toksik kimyasal maddelerin, toksik boyaların ve hoşa giden toksik güzel (?) kokuların gıcık şeklinde kuru öksürük ya da astım gibi zorlu nefes alıp verme ve nefes darlığı şikâyetleri ortaya çıkarmasının nedeni, BAĞIŞIK-LIK SİSTEMİ VE HÜCRESEL İMMÜNİTENİN ZAYFLAMASI ve solunum yollarında bulunan ACE2 reseptörlerinin sayısının artmasıdır.[276, 277]

- Titiz ev hanımlarında, evde yaşayan çocuklarda ve bireylerde ortaya çıkan ve "ALERJİK ASTIM ve NEFES DARLIĞI" tanısıyla tedavi edilen hastaların şikâyetleri ağırlıklı olarak soludukları havada bulunan toksik uçucu kimyasalların, akciğerlerde bulunan ACE2 reseptörleri artırması nedeniyle meydana gelmektedir.

- Toksik kimyasala, toksik toza, dumana ve buhara maruz kalan kişilerin astım belirtileri olan gıcık gibi sürekli kuru öksürmeleri, nefes darlığı çekmeleri, toksik kimyasalların solunum yollarında ve akciğerlerinde başlattığı irritasyon ve tahribattan dolayıdır. Göz yaşarmasını da aynı sınıf ve kategori içinde sayabiliriz.

Bağışıklık ve hücresel immüniteyi çökerttikleri için canlı bir organizmada bulunmaması gereken toksik maddeler şunlardır:

- Sigara ve sigara dumanında da bulunan 4000 adet kimyasal!
- Sentetik kimyasal boya badana, tiner kokusu!
- Sentetik kimyasal renklendiriciler!
- Sentetik kimyasal iyi/kötü kokular!
- Sentetik kimyasal aromalar/lezzet vericiler!
- Raf ömrünü uzatan sentetik kimyasal koruyucu maddeler!
- Sentetik kimyasal beyazlatıcılar, ağartıcılar!
- Sentetik kimyasal yumuşatıcılar!
- Sentetik kimyasal kişisel bakım ürünleri!
- Florürlü diş macunları!
- FLORÜR, KLORÜR VE BROMÜR gibi HALOJEN ailesine ait olan TOKSİK MİNERALLER içiren ürünler!
- Böcek ilacında bulunan ve yaygın olarak kullanılan GLİFOSAT gibi

---

[276] Strachan DP. Hay fever, hygiene, and household size. BMJ. 1989;299: 1259-1260.

[277] Strachan DP. Family size, infection and atopy: the first decade of the 'hygiene hypothesis'. Thorax. 2000; 55:S2-10.

toksik kimyasallar![278]
- Çamaşır ve bulaşıkta yoğun olarak kullanılan temizlik malzemelerinde bulunan sentetik kimyasallar!
- Topaklanmayı önleyen ALÜMİNYUM SLİKAT gibi kimyasallar.
- Çin tuzu, yani MONO SODYUM GLUTAMAT (MSG) gibi gıda katkı maddeleri!
- Evlere, okullara, AVM'lere, yollara, TV stüdyolarına, toplu taşıma araçlarına, otobüs, metro, tren duraklarına dezenfekte (?) amacı ile bol bol sıkılan ve solunan toksik kimyasallar.
- Yaz aylarında ve zeytinliklerde ilaçlama denilerek, uçakla havadan sıkılan ve solunan tarım zehirleri. Örneğin Ayvalık bölgesinde zeytinliklerin havadan ilaçlanması sonucu tüm canlıların toksik maddeleri solmaları.
- Tahılları korumak amacıyla depolarda, tankerlerde ve taşıma araçlarında uygulanan, BROMÜR içeren toksik fümigasyonlar.
- İthal yiyecekleri taşıyan tankerlerde ve şileplerde uygulanan toksik BROMÜRLÜ fümigasyonlar.
- Hava ve çevre kirliği ile soluduğumuz kimyasallar.
- Biber gazlarında bulunan kimyasallar.

Florür, klorür ve bromür gibi HALOJEN ailesine ait olan toksik minerallerin bağışıklık sistemini zayıflatarak sıhhatli bir organizmaya yaptıkları zararlı etkileri, *Gerçek Tıbbın 10 Şifresi* adıyla 2018 yılında yayınlanmış olan kitabımda detaylı bir şekilde bulabilirsiniz.[279]

[278] Anthony S, et al. Review. Glyphosate's Suppression of Cytochrome P450 Enzymes and Amino Acid Biosynthesis by Gut Microbiome: Pathways to Modern Diseases. Entropy 2013, 15, 1416-1463.

[279] Hultberg M. 2007. Cysteine turnover in human cell lines is influenced by glyphosate. Environ Toxicol Pharmacol 24(1):19-22.

On İkinci Bölüm

D VİTAMİNİ GRİP VİRÜSLERİNE VE BAKTERİLERE KARŞI "KALKAN" GÖREVİ Mİ GÖRÜYOR?

D VİTAMİNİ aslında sadece bir vitamin değildir; önemli bir steroid hormon olduğu gösterilmiştir. Gerek akut, gerek kronik enfeksiyonlara karşı bağışıklığı ve hücresel immüniteyi güçlendirdiğini, daha önce yayınlanan *Anne Adayları ve Hamileler İçin Karatay Diyeti* adlı kitaplarımda bilimsel referanslar eşliğinde geniş kapsamlı olarak açıklamış, D vitamininin sıhhatli bir vücut için gerekli olduğunu birçok bilimsel kanıtla bildirmiştim. Halka yönelik konuşmalarımda da birçok kez vurguladım. Bu kitabımda ise son iki yıl boyunca yapılmış çalışmalar eşliğinde, D vitamininin hücresel düzeyde meydana getirdiği faydalı etkinlikleri sıralamak istiyorum.

SARS-CoV-2 virüs salgını sürecinde yapılan bilimsel çalışmalar D vitamininin virüslere karşı etkisi hakkında ne diyor?

Kış aylarında her sene birkaç kez yakalandığımız soğuk algınlığı ve griplerden korunmanın yolu, artık hepimiz biliyoruz ki BAĞIŞIKLIK ZIRHIMIZI KUŞANMAK, Prof. Dr. Ahmet Rasim Küçükusta'nın deyimiyle, *"Adam gibi yeme içme, sürekli ve düzenli hafif fizik aktivite yapma, alkol ve sigara içmeme, D vitaminimizi yükseltme ve iyi uyuma ile güçlenmektir".*
D VİTAMİNİ DÜŞÜK OLAN HASTALARIN SARS-CoV-2 VİRÜS ENFEKSİYONUNU DAHA AĞIR VE UZUN SÜREDE GEÇİRDİKLERİ, YOĞUN BAKIMDA KALMA SÜRELERİNİN DAHA UZUN OLDUĞU SON YAPILAN ÇALIŞMALARDA GÖSTERİLMİŞTİR.[280, 281, 282]

Ağızdan saçılan tükürüklerden ortama yayılan ve tıbbi olarak damlacık enfeksiyonu dediğimiz, solunan hava yoluyla bulaşan virüs gribi enfeksiyonlarından korunmanın altın kuralının D VİTAMİNİ olduğu bildirilmiştir. SARS-CoV-2 enfeksiyonundan korunmada da D vitamininin majör rol oynadığı yapılan son çalışmalarda gösterilmiştir. Bu bağlamda, İspanya'da Castillo ME ve arkadaşlarının yapmış olduğu çalışma son derece önemli sonuçlar ortaya koymuştur. Castillo ME ve arkadaşları, klinik olarak SARS-CoV-2

[280] Rizaldy T P, et al. Vitamin D deficiency among patients with Covid-19: case series and recent literatüre review. *Tropical Medicine and Health* volume 48, Article number: 102 (2020).

[281] Raharusun, et al. Patterns of COVID-19 mortality and vitamin D: an Indonesian study. 2020.

[282] Annweiler C. COVID-19 and vitamin D supplementation: a multicenter randomized controlled trial of high dose versus standard dose vitamin D3 in high-risk COVID-19 patients (CoVitTrial). 2020. NIH U.S. National Library of Medicine. ClinicalTrials.gov.

virüs enfeksiyonu saptanmış olan kişiler ile röntgenlerinde akciğerlerinde viral pnömomi bulgusu olan kişileri incelemeye almışlardır.

Her iki gruba da rutin olan yüksek doz *hydoxychloroquine* ve *azithromycin* tedavisi verilmeye başlanmış. Hastaların yarısına ek olarak yüksek doz D VİTAMİNİ uygulanmış, ikinci yarısına ise D vitamini verilmeyerek hastaların klinik durumları sıkı bir şekilde izlenmiş. Yüksek doz D VİTAMİNİ verilen grupta yoğun bakıma ihtiyacı olan hastalar %2 oranında oldukça düşük bulunmuş ve ölüm hiç görülmemiş. Bu gruptaki hastaların tümü tamamen iyileşerek taburcu edilmişler. İncelenen hasta grubunda, D vitamini verilmeyen hastaların yarısı kadarı, yani %50 oranında hasta yoğun bakıma alınmış. D vitamini verilmeyen hastaların %8 oranında hayatlarını kaybettikleri de ayrıca bildirilmiştir.

Yukarıda açıkladığımız çalışmada, hastalara ilk 3 gün, günde 20.000 IU D VİTAMİNİ verildiği, sonraki 3 ila 7'inci günlerde de 10.000 IU D VİTAMİNİ tedavisi yapıldığı açıklanmıştır.

2020 yılında Castillo ve arkadaşları SARS-CoV-2 grip enfeksiyonunun rutin tedavisine ek olarak yüksek doz D VİTAMİNİ uyguladıkları hastalarda sitokin fırtınası sonucu ölüm oranlarında önemli derecede azalma olduğunu açıklamışlardır.[283]

D VİTAMİNİ ile ilgili Amerikan Tıp Derneği Dergisi *Jama*'da ilginç bir çalışma yayınlanmıştır. Meltzer Do ve arkadaşları, COVİD-19 enfeksiyonu ortaya çıkmadan bir sene önce D VİTAMİNİNİ düzeylerini ölçtürmüş olan 489 kişiyi incelemeye alıp izlemişler. Kan D vitamini düzeyi düşük olan kişilerde, kan D vitamini düzeyleri normal olan kişilere oranla %77 gibi yüksek oranda SARS-CoV-2 virüs enfeksiyonuna rastladıklarını açıklamışlardır.[284]

Ayrıca D VİTAMİNİNİN, her tür solunum yolları virüs enfeksiyonlarına karşı güçlü bağışıklık sistemini güçlendirdiği ve hücresel bağışıklık sağladığı birçok çalışma ile de gösterilmiştir.[285, 286, 287, 288, 289]

Bu nedenle, SARS-CoV-2 salgılını sırasında, İngiltere Sağlık Kuruluşu olan Ulusal Sağlık Kurumu (NHS), halkına bedava D VİTAMİNİ dağıtma

[283] Castillo ME, et al. J Steroid Biochem Mol Biol 2020;105751.
[284] Meltzer Do et al. JAMA Network Open 2020; 3 (9):e2019722.
[285] Shi yy, et al. Mol Med Rep 2016; 13:1186-94.
[286] Kong J, et al. Mol Endocrinol 2013;27: 2113-25.
[287] Laird E, et al. Ir J Med 2020, Vol 113: no 5, P81.
[288] Panagiotou G, et al. Clin Endocrinol 2020; doi.org/10:1111/cen.14276.
[289] Sassi F, et al. Nutrients; 2018;10(11):1656.

kararı almış ve uygulamıştır.

Ağustos 2020 tarihli bir çalışmada, yüksek ve tek doz 300.000 IU dozunda D VİTAMİNİNİN SARS-CoV-2 virüs enfeksiyonundan korunmak amacıyla ve tedavisinde kullanılabileceği açıklanmıştır.[290] Tek doz olarak 300.000 IU D VİTAMİNİNİN toksik etkisinin görülmediğini de bildirmişlerdir. D VİTAMİNİ ile birlikte, SARS-CoV-2 virüs enfeksiyonuna karşı bağışıklığı güçlendiren, antiviral etkisi bulunan C VİTAMİNİNİN de kullanılması açıklanmıştır.[291]

Aynı çalışmada, D vitamininin hücre zarlarını güçlendirerek fiziksel bariyer, yani engel sağladığından dolayı, SARS-CoV-2 virüsünün hücrelerin içine girmesini engellediği bildirilmiştir. Ayrıca, SARS-CoV-2 virüsüne karşı antikorların yapımını kamçıladığı açıklanmıştır. Aynı zamanda D VİTAMİNİNİN, SARS-CoV-2 virüsünün neden olduğu inflamatuvar sitokinlerin aşırı çoğalmasını engelleyerek, ölümlere neden olan SİTOKİN FIRTINASININ gelişmesini önlediği bildirilmiştir.

Tekrar vurgulamak istiyorum ki, etkin ilacı kesin olarak bilinmeyen yeni SARS-CoV-2 virüs enfeksiyonundan korunmanın ve tedavinin en ucuz, en kolay yöntemi başta D VİTAMİNİ ve C VİTAMİNİ olmak üzere, sağlıklı beslenme ile vücuda girerek BAĞIŞIKLIK VE HÜCRE İMMÜNİTESİNİ GÜÇLENDİRECEK OLAN VİTAMİN VE MİNERALLERDİR.[292, 293, 294]

2018 yılında dünya nüfusunun ortalama 7,6 milyar kadar olduğu tahmin edilmiştir. 7,6 milyar kişiden 1 milyar kadarında ileri derecede D vitamini eksikliği olduğu saptanmıştır.

D vitamin eksikliği ileri derecede düşük olan ülkeler arasında, güneş ülkesi olan ülkemiz halkı da ne yazık ki %51 oranında düşük bir değerle yer almaktadır. Türkiye dışındaki ülkeler arasında, komşumuz İran'ın %86 oranında ve Hindistan'ın %61 oranında D vitamini eksikliği bulunduğu bildirilmiştir.[295]

[290] Guoqiang L, et al. A Single Large Dose of Vitamin D Could be Used as a Means of Coronavirus Disease 2019 Prevention and Treatment. Drug Des Devel Ther, 2020 Aug 21;14: 3429-3434.

[291] Minkyung B, et al. Mini-Review on thr roles of Vitamin C, Vitamin D and Selenium in the Immune System against COVID-19. Molecules 2020 Nov 16;25(22):5346.

[292] Florina s, et al. *Cytokine storm in aged people with CoV-2: possible role of vitamins as therapy or preventive strategy.* Aging Clin Exp Res. 2020 Oct;32(10):2115-2131.

[293] Alexander J, et al. *Early Nutritional Interventions with Zinc, Selenium and Vitamin D for Raising Anti-Viral Resistance Against Progressive COVID-19.* Nutrients. 2020 Aug 7;12(8):2358.

[294] Xu Y, et al. *The importance of vitamin d metabolism as a potential prophylactic, immunoregulatory and neuroprotective treatment for COVID-19.* J Transl Med. 2020 Aug 26;18(1):322.

[295] Roth DE et al. Ann NY Acad Sci 2018; 1430:44-79.

İyi anla!

- D VİTAMİNİ HÜCRESEL İMMÜNİTEYİ GÜÇLENDİREREK ağız, burun, boğaz ve akciğerleri kaplayan epitel hücreleri ve mukoz hücrelerini güçlendirmektedir. Her türlü virüsün (SARS-CoV-2 dahil) hücre zarlarından içeri girmesini engellenmektedir. D VİTAMİNİ antimikrobiyal denilen mikropları öldüren önemli peptidlerin, yani proteinlerin, yani ANTİKORLARIN yapımını artırarak viral enfeksiyonların gelişmesini engellemektedir.[296]

- D VİTAMİNİ, organizmayı koruyan önemli peptid, yani antikorların çoğalmasını ve güçlenmesini sağlamaktadır. Antimikrobiyal dediğimiz mikropları öldüren peptidler arasında, cathelicidin (LL-37)[297] ve defensinler[298, 299] denilen antienflamatuar proteinler bulunmaktadır.[300, 301, 302]

- D VİTAMİNİ HAYAT KURTARICIDIR, en ciddi ve en önemli hayat kurtarıcı etkisinin antienflamatuar sitokinleri baskı altına almasından kaynaklanmaktadır. SARS-CoV-2 virüs enfeksiyonlarında ölümlerin temel nedeni sitokin fırtınasıdır. D vitamini sitokin fırtınasını baskıladığı için, sitokin fırtınasına bağlı ölümleri azalttığı ve hastalık süresini kısalttığı gösterilmiştir.[303]

- Özellikle SARS-CoV-2 virüsüne bağlı grip enfeksiyonunda, IL-6 dediğimiz interlökin-6 adlı *"inflamatuvar"* sitokinin aşırı olarak yükseldiği birçok çalışmada gösterilmiştir. D vitamininin spesifik olarak IL-6 sitokini azalttığı ve inhibe ettiği bildirilmiştir.[304] Bu son derece önemli bir bilgidir.

- 23 adet çalışmanın meta-analizi sonucunda, OBEZ KİŞİLERDE D VİTAMİNİ DÜŞÜK olarak bulunmuştur. Obez kişilerde yağ dokusu fazladır. D vitamini yağda eriyen bir vitamin olduğu için, yağ hücreleri içine girer ve yerleşir. Sonuç olarak obez kişilerin kanında D vitamini düzeyleri oldukça düşük olarak bulunur.[305, 306] Bu nedenle D vitamininin organizmada aktif olarak etkisi görülmez. Sonuç olarak obez kişilerin viral pnömoni, yani virüs kaynaklı akciğer enfeksiyonlarından ölüm

[296] V Georgieva V, et al. Association between Vitamin D, antimicrobial peptides and urinary tract infections in infants and young children. Acta Paediatr.2019 Mar;108(3): 551-556.

[297] Gedik A H, et al. Cathelicidin (LL-37) and human β2-defensin levels of chidren with post-infectious bronchiolitis obliterans. Clin Respir J. 2017 Mar;11(2): 243-247.

[298] Pedro de S G, et al. Defensins in the oral cavity:distribution and biological role. J Oral Pathol Med. 2010 Jan;39(1): 1-9.

[299] Ganz T. Defensins: antimicrobial peptides innate immunityi Nat Rev Immunoli 2003 Sep;3(9): 710-20.

[300] Agier J et al.Cent Eurp J Immunol 2015,40:225-35.

[301] Herr C et al. Expert Opin Biol Ther2007;7:1449-61.

[302] Da Silva BR et al. Antimicrobial peptide control of pathogenic microorganisms of the oral cavity: a review of the literatüre. Peptides. 2012;36:315-321.

[303] Schwelfenberg GK. Mol Nutr Food Res 2011;55-:96-108.

[304] Greiller CL Nutrients 2015; 7: 40-70.

[305] Holick MF. Am j Clin Nutr 1995;61:638S-645S.

[306] Parikh SJ et al.J Clin Endocrinal Metab 2004; 89 (3): 1196-98.

oranları her zaman daha yüksek olmaktadır.[307] Obezlerde genel olarak kronik inflamasyon bulunduğunu ve bunun çözümlerini *Karatay Diyeti'yle Obezite ve Diyabete Çözüm Var* ve *Gerçek Tıbbın 10 Şifresi* adlı kitaplarımda detaylı olarak geniş kapsamlı şekilde açıklamıştık.

- Hava kirliliği de D vitamini düşüklüğüne neden olan çevresel bir faktördür. Yoğun hava kirliliği olan şehirlerde ve ülkelerde yaşayan kişilerde bu nedenle D VİTAMİNİ oldukça düşük düzeylerde saptanmıştır.[308] Güneş ışığında bulunan ultraviyole-B (UVB) ışınları hava kirliliği nedeniyle emilmemekte ve insanlara ulaşamadığından dolayı derilerimizde D VİTAMİNİ yapımı yeterli olmamaktadır.

- Özellikle ABD'de, New York şehri gibi hava kirliliği yüksek olan şehirlerde, kan D vitamini değerleri ileri derece düşük düzeylerde bulunmuştur.[309, 310] ABD'de New York şehrinde, SARS-CoV-2 enfeksiyonu nedeniyle ölüm oranlarının yüksek olduğu bildirilmiştir.

- Çevre Mühendisleri Odası (TMMOB) 2019 Hava Kirliliği Raporu'nda, Türkiye'de 75 milyon kişinin kirli hava soluduğu bildirilmektedir.[311] Kirli hava içinde yaşamak, o havayı soluyarak gün geçirmek D vitamini yapımını engellediği gibi, birçok toksik kimyasalın da organizmaya girmesine yol açmakta, dolayısıyla üst ve alt solunum yollarını kapsayan mukoza ve epitel dediğimiz hücrelerde tahribata, hücrelerin güçsüz kalmasına neden olmaktadır.

- 1918 İSPANYOL GRİBİ salgınında da yüksek ölüm oranlarının kömür enerjisi ile çalışan enerji santrallarının çevrelerinde yaşamakta olan kişilerde görüldüğü bildirilmiştir.[312] ABD'nin Kuzeydoğu Bölgesi'nde yaşayanların D vitamini düzeylerinin çok düşük olduğu da gösterilmiştir.[313] Hava kirliliğinin UVB değerlerini ortalama %20 oranında azalttığı bildirilmiştir.[314]

- ABD New York eyaletinde yapılan bir araştırmada, D vitamini düşük bulunan menopoz dönemindeki kadınlara her gün 2000 IU D vitamini verilmiştir. Çalışma sonucunda, kış aylarında anlamlı bir şekilde, üst solunum yolu enfeksiyonlarının ve influenza enfeksiyonlarının azaldığı bildirilmiştir.[315] Aynı çalışmada günde 800 IU kullanan kişilerde enfeksiyonların azalmadığı da gösterilmiştir. Bu çalışma ile, günde 800 IU

---

[307] Pereira-santos M et al. Obesity Rev 2015;16:341-9.

[308] Hoseninzadeh E et al. Food Chemical Toxicol 2018;113:241-54.

[309] Holick MF. Am j Clin Nutr 1995;61:638S-645S.

[310] Gorham ED etal.Can J Public Health 1989;80:96-100.

[311] Raporlarımız T.C. Çevre ve Şehircilik Bakanlığı'nın Ulusal Hava Kalitesi İzleme Ağından alınan ve https://sim.csb.gov.tr/STN/STN_Report/DataBank yayımlanan açık kaynaktan elde edilen verilere dayanmaktadır. Alınan veriler Dünya Sağlık Örgütü (DSÖ), Avrupa Birliği (AB) ve ülkemiz mevzuatı üzerinden bilimsel olarak değerlendirilmektedir.

[312] Clay K et al. Econ Hum Biol 2019;35: 42-50.

[313] Croft DP et al. Environ Sci Technol 2020; 54: 975-84.

[314] Acosta L et al. Geophys rec Atmos 2000; 105:5017-26.

[315] Aloia JF et al. Epidemiol Infect 2007; 135:1095-6.

gibi düşük dozda kullanılan D vitamininin bir etkisinin olmadığı kanıtlanmıştır.

- Bu noktada bir açıklama yapmakta yarar görüyorum. D vitamininin tedavi veya korunma amaçlı kullanılması ile faydalarının görülmesi, uygulanan doza bağlıdır. Düşük dozlarla yapılan araştırmaların sonucuna bakarak, D vitamininin faydasının olmadığını ileri sürmek bilimsellikten uzaktır. D VİTAMİNİ, birçok vitamin ve mineral gibi, takviye olarak verilen sıradan bir vitamin değildir. D vitamini, eksikliği durumlarında, tedavi amaçlı olarak yüksek doz kullanılması gereken steroid bir hormondur.

- Bu bağlamda klinik gözlemlerimden bir örnek vermek istiyorum. D vitamini enjeksiyonu ile, kanlarında düşük D vitamini değerlerini >100 ng/mL üzerine kadar yükselten yüzlerce obez, DM ve sık sık kış gribi enfeksiyonu geçiren hastam, senelerden beri kış aylarında bir kez dahi gribal enfeksiyon geçirmemiş ve hastalanmamışlardır. Hastalarımın kan D VİTAMİNLERİ düzeyleri yüksek olduğu için SARS C0V-2 virüs grip enfeksiyonu olmamışlardır. SARS C0V-2 virüs testleri (+) çıkan hastalarım da, bu grip enfeksiyonunu hafif olarak geçirmişlerdir. Ancak, damla ya da sprey şeklinde oral yolla alınan D VİTAMİNİNİN mide ve bağırsak enzimleri tarafından etkilenmesi sonucu çok az miktarı kana geçmektedir. Bu nedenle, enjeksiyon ile elde edilen faydalı etkileri pek görülmemektedir.

- Üst solunum yolu enfeksiyonları ve pnömoniler gibi akciğer enfeksiyonlarına, kış griplerine ya da soğuk algınlıklarına 400'e yakın çeşitli RİNO virüsün neden olduğu senelerden beri bilinmektedir.[316, 317, 318, 319] Tedavi amaçlı olarak kullanılan yüksek doz D vitamini, tüm bu virüs enfeksiyonlarına karşı olumlu etki göstermektedir.

- Her türlü üst ve alt solunum yolu enfeksiyonuna karşı en yüksek risk grubunun obez kişiler, insülin direnci olanlar,[320] sigara içenler ve hava kirliliği yüksek şehirlerde yaşayanlar olduğu bilimsel bir gerçektir.

- Norveç ve İsveç gibi Kuzey İskandinavya ülkelerinde yaşayanlar SARS-CoV-2 salgını sürecini çok daha hafif geçirmiştir. Bunda, Kuzey ülkelerinde soğuk deniz balıklarının oldukça sıklıkla tüketilmesinin rolü büyüktür. Ayrıca balık karaciğerinden elde edilen ve yüksek oranda D vitamini içeren balık yağının yaygın bir şekilde kullanılmış olmasının da etkili bir sonucu olduğu bildirilmiştir.[321]

[316] Samantha EJ et al. Human Rhinoviruses. Clin Microbiol Rev. 2013 Jan; 26(1): 135-162.
[317] James EG. The ABCs of rhinoviruses, wheezing, and asrhma. J Virol. 2010 Aug;84(15):7418-26..
[318] Pitkäranta A, et al. Rhinoviruses: important respiratory pathogens. Ann Med. 1998; 305 29- 537.
[319] Birgit W. Rhinovirus infections in the upper airway. Proc Am Thorac Soc. 2011 Mar;8(1):79-89.
[320] Kumar S et al. Postgrad Med 1994; 70: 440-43.
[321] Brustad M et al. Eur J Clin Nutr 2004; 58:128-36.

Kelle paça, kollajen yanında D vitamini de içeriyor değil mi?

Evet, her türlü üst ve alt solunum yolu enfeksiyonuna karşı D vitamininden zengin "kelle-paça çorbası" veya "kemik suyu" içilmesini ısrarla önermem, işte bunlar gibi bilimsel çalışmaları uzun yıllardır okuyup takip etmem sebebiyledir.

Bu bağlamda, kolesterol ve hayvansal kaynaklı D VİTAMİNİ içermeyen, kesinlikle hiçbir hayvansal gıda tüketmeyen, VEGAN beslenen kişilerin hücresel immünite ve bağışıklık sistemleri son derece zayıf olduğundan dolayı, her türlü virüs ve bakteri enfeksiyonlarına karşı yüksek risk grubu içinde yer aldıklarını belirtmek isterim. VEGAN beslenmeyi tercih edenlerin kendilerini çok iyi kollama ve korumalarının, sık sık SODYUM BİKARBONATLI ve KRİSTAL KAYA TUZLU SU ile GARGARA yapmalarının çok faydaları olduğunu vurgulamak isterim.

VEJETERYANLAR ise yumurta, doğal yoğurt ve doğal tereyağı tükettiklerinden dolayı hayvansal kaynaklı KOLESTEROL, YAĞ VE D VİTAMİNİ vücutlarına girmektedir. Sonuç olarak, gerek bağışıklık sistemleri gerek hücresel immüniteleri, VEGAN beslenenlere oranla çok daha güçlüdür.

Gün ışığında dolaşmanın ve temiz hava solumanın grip virüslerine karşı ne gibi bir faydası var?

Tarihten ve yaşananlardan ders almamız gerekiyor. Bir örnek verecek olursak, 1918 İspanyol gribi salgınında, açık havaya yerleştirilen hastaların ölüm oranlarının, kapalı hastane odalarında yatanlara göre daha düşük olduğu bildirilmiştir.[322]

Kapalı ve mekanik olarak havalandırılan modern hastane odalarında, doğal olarak havalandırılan odalara oranla temiz hava değişiminin oldukça düşük olduğu gösterilmiştir.[323] Bu, temiz hava değişimi ile kapalı bir mekân ya da bir oda içine ne sıklıkla taze, temiz havanın girdiğini gösterir. Bir pencerenin açılmasıyla kapalı mekân ya da oda içine bir saat içinde %69 oranında temiz hava girmektedir. Mekanik ventilasyon ile saat başı hava değişiminde ise bu oran %12 dolaylarında olup çok düşük bir değerdir.

---

[322] Hobday RA et al.Am J Public Health 2009 99(suppl 2): 5236-5242.
[323] Qian H et al. ISME J 2010;45: 559-65.

Kapalı ortamlarda solunan havada virüsün yoğunluk oranı ya da konsantrasyonu artmakta ve enfeksiyon yapma olasılığı kat kat yükselmektedir. Bu nedenle hastanelerde olduğu kadar evlere ve kapalı olan yaşam ve çalışma ortamlarına açık ve temiz havanın girmesi, sık sık havalandırılması son derece önem kazanmaktadır. Almanya, Kanada ve ABD'de yapılan araştırmalar, bir kişinin hayatının yarısının ev içi havasını solumakla geçtiğini göstermiştir.[324]

Temiz hava solumanın faydaları uzun senelerden beri bilinmektedir ve birçok çalışma ile gösterilmiştir. 1894 yılında Londra'da yayınlanmış olan bir çalışmada, temiz havaya maruz kalan tüberküloz mikrobunun hastalık yapma gücünün çok zayıfladığı bildirilmiştir.[325]

Temiz hava solumanın antimikrobik etkileri önemlidir. Açık havada virüs yoğunluğu azaldığı gibi, hastalık yapma gücü de zayıflamaktadır. İşte bu nedenle açık havada bol bol yürümek viral enfeksiyonların riskini azaltmaktadır.

Temiz havanın antimikrobik etkisine, 1960'lı yıllarda "OPEN AIR FACTOR" denilmesinin nedeni budur.[326] Açık, temiz havanın influenza virüslerini yok ettiği, İngiltere'de çalıştığım 1970'li yıllarda *Hijyen Tıp Dergisi*'nde yayınlanmıştı.[327] Temiz havanın antimikrobik etkisinin temel nedeninin, gün ışığı ile havada bulunan ozon partiküllerinin etkileşimi sonucu ortaya çıkan, "hidroksil radikalleri" diye adlandırılan kimyasal ögeler olduğu açıklanmıştır.[328]

UVB ışınlarının virüslerin büyük çoğunluğunu öldürdüğü senelerden beri bilinen bilimsel bir gerçektir,[329] yeni bir buluş değildir. Ultraviyole ışınları ya da kısaca UV ışınlaması ile SARS-CoV-2 virüs salgınının önlenebileceği anahtar bir uygulama olduğu da açıklanmıştır.[330] UV, yani gün ışığının enfeksiyonların yayılmasını önlediği, 1877 yılından beri yüzlerce çalışmada gösterilmiş, *Nature* dergisinde yayınlanarak bildirilmiştir.[331, 332, 333]

Her türlü virüse karşı özellikle okul, spor salonu, hastane, alışveriş merkezi,

[324] Brasche S et al. In J Environ Health 2005;208: 247-53.

[325] Ransome A et al.Proc R Soc London 1894;561:51-6.

[326] Hood A M. J Hyg (Lond)1974,72: 53-60.

[327] Benbough JE. Et al. J Hyg (Lond) 1971; 69: 610-26.

[328] Wong V et al.J Hosp Infect 2011; 78:194-99.

[329] Hockberger PE. J Photochem Photobiol 2000; 58: 185-91.

[330] https://www.livescience.com/uv-light-kill-coronavirus.html.

[331] Downes A, et al.. The influence of light upon the development of bacteria. Nature 1877; 16:218.

[332] Gates FL. A study of the bacteriocidal action of ultra violet light: III. The absorption of ultra violet light by bacteria. J Gen Physiol 1930;14:31-42.

[333] Wells WF. On air-borne infection: study II. Droplets and droplet nuclei. Am J Hyg 1934; 20:611-8.

televizyon stüdyosu gibi kapalı alanların havasını temizlemek için, insan sağlığına zarar vermeyen UV ışınlarının kullanılması tercih edilmelidir.[334]

Gün ışığında bulunan ultraviyole (UV) ışınlarının her türlü mikrobu yok etmekte son derece güçlü olduğu bilinmektedir. Öyle ki, terör amacıyla, yani biyoterörizm amacıyla yayılan her türlü tehlikeli maddeyi öldürme, korunma ve yayılmasını önleme amacıyla UV ışınlarının kullanılması önerilmektedir.[335]

Her türlü virüs ve bakteriye karşı başka hangi vitaminler/mineraller önerilebilir?

Gerçek Tıbbın 10 Şifresi kitabında insan sağlığı için "olmazsa olmaz" vitamin ve mineralleri detaylı ve geniş kapsamlı olarak açıklamıştım.

Hepimizin bildiği gibi minerallerin en önemlileri, başta KALSİYUM olmak üzere DEMİR, ÇİNKO, POTASYUM, MAGNEZYUM, İYOT gibi minerallerdir. Rafine olmamış KRİSTAL KAYA TUZU da hayatımız için elzem olan 92 mineralin 84 adedini doğal olarak içerir.

Vücudumuzun, hormonlarımızın ve enzimlerimizin dengeli ve mükemmel olarak işlev görebilmeleri için ÇİNKO, İYOT ve MAGNEZYUM gibi hayati önemi olan minerallere, yani tuzlara ihtiyaç vardır.

C vitamininin önemi nedir?

D vitamini ile birlikte, virüs enfeksiyonlarına karşı bağışıklığı güçlendiren, antiviral etkisi bulunan C VİTAMİNİ ve SELENYUM kullanılmasının faydalı olduğu gösterilmiştir.[336]

Vücudu güçlendirmekte, halsizliği gidermekte ve vücuda uzun süre enerji sağlamakta, virüs, bakteri ve mikropları öldürmekte C VİTAMİNİ son derece önemlidir.

Yüksek doz intravenöz, yani damar yoluyla verilen C VİTAMİNİ, virüsleri ve bakterileri çabucak öldürmektedir. Lenfositlerin virüs ve bakterilere

[334] Nichlas GR. The History of Ultraviolet Germicidal Irradiation for Air Disinfection. Public Health Rep. 2010 Jan-Feb; 125(1): 15-27.

[335] Philip WB et al. The application of ultraviolet germicidal irradiation to control transmission of airborne disease: biotterrorism countermeasure. Public Health Rep Mar-Apr 2003;118(2):99-114.

[336] Minkyung B, et al. Mini-Review on thr roles of Vitamin C, Vitamin D and Selenium in the Immune System against COVID-19. Molecules 2020 Nov 16;25(22):5346.

karşı savaşında LENFOSİTLERİN güçlerini artırdığı için virüs ve bakterileri yok etme güçlerini artırmaktadır. Bu bağlamda, gribal enfeksiyonlarda, nezle ve solunum yolu enfeksiyonlarında uzun zamandan beri yüksek doz olarak kullanılmaktadır.

Magnezyumun önemi nedir?

Magnezyum, insan vücudunun düzgün çalışması için gerekli 400 kadar enzimin kofaktörü olarak görev yapan, sağlıklı bir organizma için "olmazsa olmaz" önemli bir mineraldir. Bu nedenle birçok sağlık sorununun temelinde magnezyum eksikliği bulunmaktadır. Magnezyum, enfekte olmuş olan hücrelerin ve kanserli hücrelerinin vücuttan atılması için mücadele eden bağışıklık hücrelerinin gücünü kuvvetini artırır. Genel olarak bağışıklık sistemini kuvvetlendirir.

Çinko mineralinin vücuttaki görevi, işlevi nedir?

ÇİNKO, organizmadaki bütün hücreler için elzem olan bir mineraldir. Vücudumuzun büyümesi ve sağlıklı gelişmesi için elzem olan, MİCRO-NUTRİENT dediğimiz "minik-besleyici" ya da katalizör diyebileceğimiz bir mineraldir. Sinir sistemimiz, üreme sistemimiz[337] ve bağışıklık sistemimiz gibi önemli sistemlerimiz çinko minerali eksikliğinden dolayı tam olarak görevlerini yapamazlar. ÇİNKO, VÜCUDUMUZDA ORGANLARIMIZIN ÇALIŞMASINI ETKİLEYEN 300 KADAR ENZİMİN FONKSİYONUNU DÜZENLEYEN ÖNEMLİ BİR KATALİZÖRDÜR. Çinkonun bağışıklık sistemini güçlendirdiği uzun süreden beri bilinmektedir ve bu birçok bilimsel çalışma ile gösterilmiştir.[338, 339, 340, 341, 342]

---

[337] AE Favier (1992) The role of zinc in reproduction. Hormonal mechanisms. *Biological Trace Element Research* 32, 363-382.

[338] Lothar Rink. Zinc and the immune system. *Proceedings of the Nutrition Society*, Volume 59, Issue 4 November 2000, pp. 541-552.
DOI: http://dx.doi.org/10.1017/S0029665100000781

[339] S Cunningham-Rundles., et al. (1980) Physiological and pharmacological effects of zinc on immune response. *Annals of the New York Academy of Sciences* 587, 113-122

[340] Goode H F, et al. (1989) Zinc concentrations in pure populations of peripheral blood neutrophils, lymphocytes and monocytes. *Annals of Clinical Biochemistry* 26, 89-95.

[341] JW Hadden (1995) The treatment of zinc is an immunotherapy. *International Journal of Immunopharmacology* 17, 697-701

[342] N Wellinghausen, et al., (1997 a) The immunobiology of zinc. *Immunology Today* 18, 519-521.

Coenzym Q-10 denilen enzimin önemi nedir?

COENZYM Q-10, yağda eriyen vitaminlere benzeyen bir enzimdir. Vücudumuzun her hücresinin içinde bulunur ve birçok enzimatik basamaklarda kofaktör olarak önemli görev yapar.

COENZYM Q-10 enzimi, bütün hücrelerimizin çekirdeğinde, mitokondriyalarda bulunan önemli enzimleri uyararak, tetikleyerek kofaktör olarak görev yapmaktadır. Mitokondriyalarda, hücrelerimizin çekirdeğinde bulunan ve asıl enerji üreten minik enerji fabrikaları olarak kabul edilmektedir. Gerek hücrelerimizin içinde, gerek hücrelerimizin çekirdeğinde yüksek enerjinin üretilmesi ve transferi, yani taşınması için elzem olan bir enzimdir, bir kofaktördür.[343, 344, 345, 346]

Besinlerle Coenzym Q-10 enzimi almak mümkün mü?

COENZYM Q-10, yağda eriyen bir enzimdir. Bu nedenle özellikle doğal yağlı besinler tüketildiği zaman vücudumuza girer ve sağlıklı bir organizmaya sahip oluruz. Sağlıklı yaşarız, enerjimiz artar ve gün boyu güçlü hisseder, güçlü kalırız.

Coenzym Q-10 içeren, tüketilmesini önerdiğimiz besinleri şu şekilde sayabiliriz:

1. Coenzym Q-10, kalp, karaciğer ve böbrekler gibi yağlı hayvan organlarında yüksek oranda bulunur.
2. Coenzym Q-10 hamsi, uskumru gibi yağlı balıklarda yüksek oranda bulunur.
3. Coenzym Q-10 bütün yağlı tohumlarda ve fındık, fıstık, ceviz gibi kuruyemişlerde yüksek oranda bulunur.

Vücudumuzda normal ya da optimum düzeyde bulunması şart olan bir enzim olduğundan dolayı, COENZYM Q-10 ayrıca sağlıklı olan bir

---

[343] Mitchell P. (1976) Possible molecular mechanisms of the protonmotive function of cyctochrome systems. In: *J Throret. Biol.*, Vol.62, pp 327-367.

[344] Mitchell P.(1991) The vital protonmotive role of coenzyme Q. In: Follkers K et al. (eds) *Biomedical and Clinical Aspects of Coenzyme Q*, vol 6, Ellsevier, Amsterdam, pp 3-10.

[345] Mitchell P. (1988) Respiratory chain systems in theory and practice. In: Advances in Membrane Biochemistry and Bioenergetics, Kim CH et al. (eds), *Plenum Press*, New York, pp 25-52.

[346] Mitchell P. (1979) Kelin's respiratory chain concept and its chemioosmotic consequences. In: *Journal Science*, vol 206, pp 1148-1159.

vücutta, bütün hücrelerimizde ve dokularımızda sentez edilir. Gerek yiyeceklerimizle, gerek dışarıdan takviye edilerek, her iki yolla optimum kan ve doku düzeylerimizi sağlamak mümkün olmaktadır.

Takviye olarak alınan, doğal yolla elde edilmiş Coenzym Q-10'un bilinen yan etkileri ya da toksik etkileri henüz gösterilmemiştir.

Hangi besinler hangi vitamin ve mineral eksikliğine karşı etkili?

Doğal vitaminleri ve mineralleri dengeli olarak içeren, işlemden geçmemiş doğal çiğ kuruyemişleri, bakliyatları ve diğer sağlıklı proteinleri, sağlıklı yağları, sağlıklı karbonhidratları ve kristal kaya tuzunu yeterli miktarda tüketince sorun kalmamaktadır.

Ancak vücutta vitamin ya da mineral değerlerinde aşırı bir eksiklik varsa tedavi edilerek, doktor kontrolünde gerekli düzeyde takviye edilmelidir.

A vitamini içeren gıdalar:
Karaciğer gibi sakatatlar, iç organ etleri, kelle-paça çorbası, hamsi, palamut, sardalye gibi soğuk deniz balıkları, tam yağlı süt ve bu sütten yapılan ev yoğurdu/ayranı, köy tereyağı, peynir gibi süt ürünleri, yeşil ve sarı sebzeler, doğal beslenmiş özgür tavukların yumurtası.

B vitamini içeren gıdalar:
B grubu vitaminler (B1, B2, B3, B5, B6, B9, B12) genel olarak tahıllar, yağsız et, böbrek, yürek, beyin, karaciğer, yerfıstığı, tavuk, ceviz, yumurta ve yağlı tohumlar.

B1 vitamini (tiyamin) içeren gıdalar:
Doğal beslenmiş hayvanların karaciğeri, balık, yumurta sarısı gibi bütün hayvansal kaynaklı besinler ve işlem görmemiş tam tahıllar (buğday, bulgur vb), kuru fasulye ve diğer bakliyatlar (mercimek, nohut, börülce, barbunya vb), fındık, antepfıstığı, badem ve ceviz gibi kuruyemişler.

B2 vitamini (riboflavin) kaynakları:
Merada otlamış hayvanların karaciğer, böbrek, yürek gibi sakatatları, paça çorbası, tam yağlı peynir çeşitleri, doğal tam yağlı yoğurt ve ayran.

B3 vitamini *(niyasin)* kaynakları:
Hayvansal kaynaklı doğal iç organ etleri ve sakatatlar. Bitkisel olarak da rafine olmamış bütün tahıllar ve boza, sirke, turşu, yoğurt, kefir gibi doğal mayalı besinler. Ayrıca kahve çekirdeği.

B5 vitamini *(pantotenik asit)* kaynakları:
Balarılarının ürettiği arı sütü (royal jelly) ve donmuş morina balığı yumurtası. Ayrıca doğal ayçiçeği çekirdeği, merada otlamış hayvanların karaciğeri, doğal beslenmiş özgür tavukların yumurtası ve işlem görmemiş tahıllar.

B6 vitamini *(piridoksin)* kaynakları:
Doğal beslenmiş kuzu eti, dana eti, balık eti, baklagiller, kuruyemişler ve işlem görmemiş tam tahıllar.

B7 vitamini (biyotin) kaynakları:
Yeşil yapraklı sebzeler, süt, yoğurt, ayran, peynirler, yumurta ve kırmızı etler.

B9 vitamini (folik asit/folat) kaynakları:
Yeşil yapraklı sebzeler, ıspanak, kuru baklagiller, kuruyemişler, domates, peynir çeşitleri, karaciğer, paça çorbası, ekşi ekmek mayası.

B12 vitamini (kobalt) kaynakları:
Bütün hayvansal gıdalar, yaş ve doğal aktif mayalı yiyecekler/içecekler (boza, kefir, turşu, sirke vb).

C vitamini kaynakları:
Portakal, mandalina, greyfurt, limon, havuç, çilek, kavun, taze kırmızı ve yeşilbiber, beyaz ve kırmızılahana, maydanoz, kuşburnu ve yeşil sebzeler.

D3 vitamini kaynakları:
Doğal olarak gün ışığında bulunan ultroviyole-B (UVB) ışınlarının etkisi ile cildimizde bulunan kolesterol hormonundan üretilir. Yağda erir, doğal, sağlıklı yağlar yenmeden vücudumuza girmez, girerse de bağırsaklardan emilemez. Gıdalardan en çok balıkyağı, süt ve tereyağında bulunur.

E vitamini kaynakları:

Tahıl, tahıl ürünleri, süt, süt ürünleri, kırmızı et, sebzeler, çiğ kuruyemişlerde (yerfıstığı, kabak çekirdeği, badem, ceviz, fındık, antepfıstığı vb) ve zeytinyağında bulunur. En önemli kaynak tohum yağlarıdır.

K vitamini kaynakları:

Genel olarak domates, kabak, karnabahar, ıspanak ve diğer yeşil yapraklı sebzeler ve başta yumurta, kuzu eti, dana eti, süt, peynir, somon, sardalye ve ton balığı gibi hayvansal gıdalar.

K2 vitamini ise faydalı bakteriler tarafından yapılır ve peynir gibi fermente (mayalanmış) gıdalarda, fermente sebzelerde (turşu vb) ve yumurta sarısında bulunur.

Sonsöz

Önceliğimiz Bağışıklık Zırhımızı Kuşanmak Olmalıdır!

Hayatımızın temeli olan trilyonlarca canlı hücremizin sağlıklı kalması kadar önemli bir konu yoktur! Gerisi lafügüzaftır. Son iki sene içinde bunu yaşadık, gördük, halen yaşamaktayız ve maalesef ileriki yıllarda da yaşayabiliriz.

Vücudumuzdaki tüm hücreler "bütünüyle" sağlıklı değilse, hayattan nasıl bir beklentimiz olabilir ki?

O halde önceliğimiz, tüm hücrelerimize, mevsiminde yetişmiş, sağlıklı ve doğal besinler sağlamak olmalı ki, sıhhatli ve güçlü olsunlar, görevlerini doğru dürüst yerine getirebilsinler...

Beyin, kalp, damar, karaciğer, böbrek, solunum sistemi, sindirim sistemi, sinir sistemi, tüm guddelerimiz ve diğer organlarımızı ve hücresel bağışıklık sistemimizi oluşturan bütün hücreler, doğası gereği 3-4 ayda bir eskiyerek ölür, vücudumuzdan atılır. Ölen hücrelerimizin yerini de yeni, hiçbir şekilde bozulmamış, dinç ve genç, sağlıklı hücreler alır.

Hasta hücreler dahil, vücudumuzda işi bitmiş hücrelerin yerine gelecek yeni hücrelerin sağlıklı olmasını ancak bizler sağlayabiliriz. Yani beden sağlığımızın sorumluluğu yalnız kendi elimizdedir, başkasının elinde değildir! Bağışıklık zırhı sağlam, sıhhatli yaşamamızın temel kuralı da işte budur!

Bu nedenle okumamız, okumamız, okumamız ve de okuyarak kendimizi geliştirmemiz şarttır.

Bir İngiliz atasözü de derki; *"Hayat fırtınanın geçmesini beklemek değildir! Hayat yağmurda dans etmesini öğrenmektir!"*

İşte 79 yıldır ben de halen yağmurda, dans etmeyi öğrenmeye çalışıyorum.

Rahmetli babam Ömer Naimi Efendigil, bize sürekli şu öğüdü verirdi, hep kulaklarımda çınlar: *"Nur aynım, çalışıp kespi kemal et yoksa, pederin ilmi kemali sana kalmaz miras..."* Nur yüzlüm, çalışıp öğrenip bilimi özellikle kendin edinmelisin. Babanın, ailenin ilimi, bilimi sana miras kalmaz anlamına gelen bu öğüdünü 79 yaşımda bile halen uyguluyorum. Okumanın, öğrenmenin yaşı başı olmaz, daha öğrenecek o kadar çok şey var ki... Kendimi bir öğrenci olarak kabul ediyor, okuyor, öğreniyor, yazıyor ve daima yazıyor olacağım. Öğrendiklerimi de mümkün olduğu kadar çocuklar, gençler ve insanlarla paylaşmaya devam edeceğim.

İşte bu nedenle, bağışıklık zırhını kuşanmanın önemini anlatmak, halk sağlığına koruyucu bir kalkan oluşturmak, gelecek nesillere güzel bir miras bırakmak için yazıldı *Karatay Sözü*.

Herkes kendi hekimi olmak zorundadır! 7'den 70'e her yaşta her insan için, en ucuz, en kolay, yan etkisiz ve uygulanabilir yaşam biçimi budur.
Karatay sözü şeref sözüdür!

**Prof. Dr.
Canan Karatay
Kitaplığı**

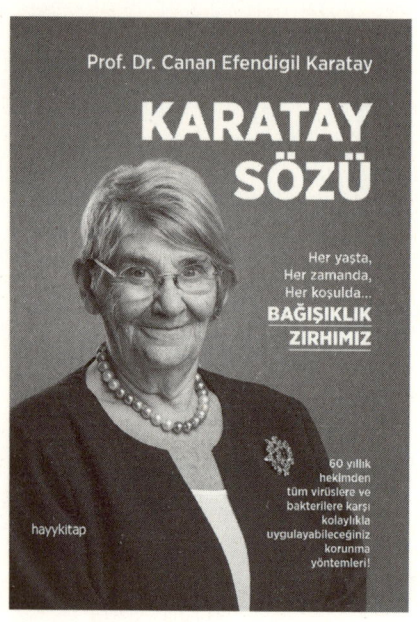

Prof. Dr. Canan Efendigil Karatay

KARATAY SÖZÜ

Her yaşta,
Her zamanda,
Her koşulda...
**BAĞIŞIKLIK
ZIRHIMIZ**

60 yıllık
hekimden
tüm virüslere ve
bakterilere karşı
kolaylıkla
uygulayabileceğiniz
korunma
yöntemleri!

hayykitap

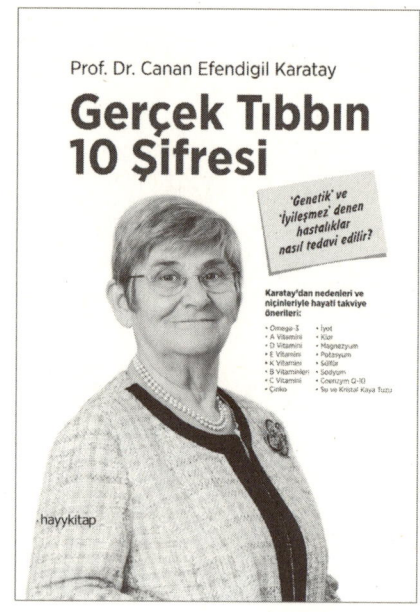

Prof. Dr. Canan Efendigil Karatay

Gerçek Tıbbın 10 Şifresi

'Genetik' ve
'İyileşmez' denen
hastalıklar
nasıl tedavi edilir?

Karatay'dan nedenleri ve
niçinleriyle hayatî takviye
önerileri:

• Omega-3   • İyot
• A Vitamini   • Klor
• D Vitamini   • Magnezyum
• E Vitamini   • Potasyum
• K Vitamini   • Sülfür
• B Vitaminleri • Sodyum
• C Vitamini   • Coenzym Q-10
• Çinko   • Su ve Kristal Kaya Tuzu

hayykitap

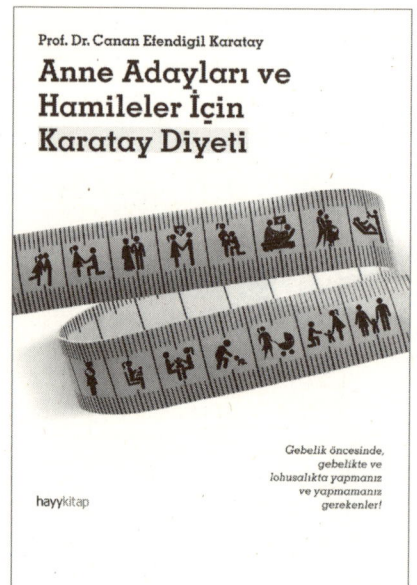

Prof. Dr. Canan Efendigil Karatay

Anne Adayları ve Hamileler İçin Karatay Diyeti

Gebelik öncesinde,
gebelikte ve
lohusalıkta yapmanız
ve yapmamanız
gerekenler!

hayykitap

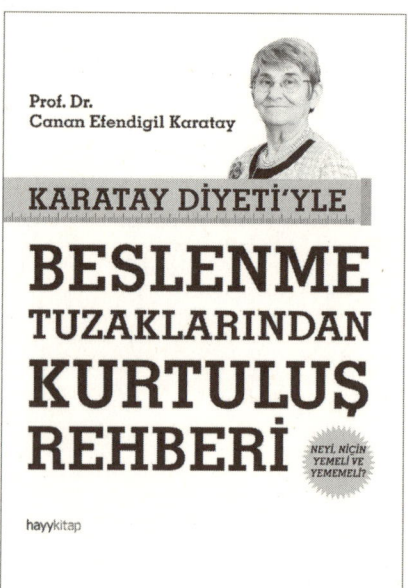

Prof. Dr.
Canan Efendigil Karatay

KARATAY DİYETİ'YLE

BESLENME TUZAKLARINDAN KURTULUŞ REHBERİ

NEYİ, NİÇİN
YEMELİ VE
YEMEMELİ?

hayykitap

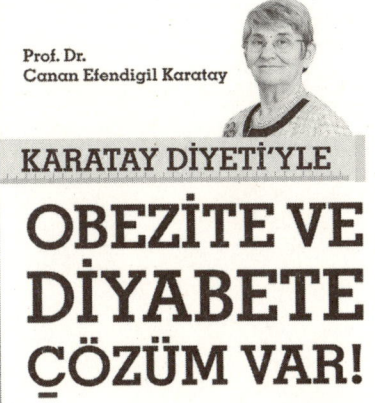

Prof. Dr.
Canan Efendigil Karatay

KARATAY DİYETİ'YLE

OBEZİTE VE DİYABETE ÇÖZÜM VAR!

İŞTE
HAYATINIZI
KURTARACAK
20 BASİT
ADIM!

hayy**kitap**

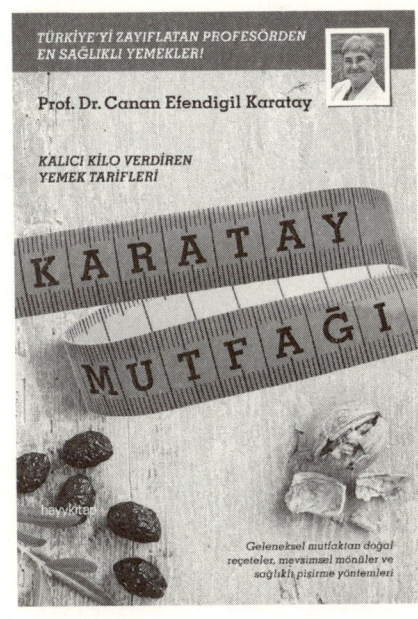

Prof. Dr. Canan Efendigil Karatay

KALICI KİLO VERDİREN
YEMEK TARİFLERİ

KARATAY MUTFAĞI

hayy**kitap**

Geleneksel mutfaktan doğal
reçeteler, mevsimsel mönüler ve
sağlıklı pişirme yöntemleri

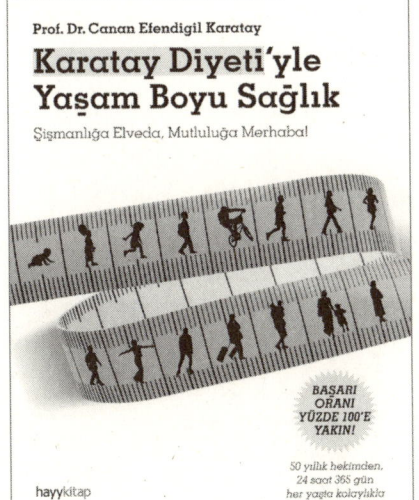

Prof. Dr. Canan Efendigil Karatay

Karatay Diyeti'yle Yaşam Boyu Sağlık

Şişmanlığa Elveda, Mutluluğa Merhaba!

BAŞARI
ORANI
YÜZDE 100'E
YAKIN!

50 yıllık hekimden,
24 saat 365 gün
her yaşta kolaylıkla
uygulayabileceğiniz
tavsiyeler!

hayy**kitap**

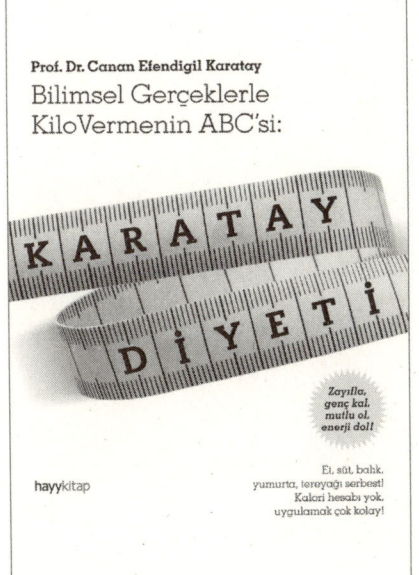

Prof. Dr. Canan Efendigil Karatay

Bilimsel Gerçeklerle
KiloVermenin ABC'si:

KARATAY DİYETİ

Zayıfla,
genç kal,
mutlu ol,
enerji dol!

El, süt, balık,
yumurta, tereyağı serbest!
Kalori hesabı yok,
uygulamak çok kolay!

hayy**kitap**